Helmut Vei

Cholera

Helmut Veil

Cholera

Ein Debakel der Wissenschaft und Politik im 19. Jahrhundert

Humanities Online

Bibliografische Information der Deutschen Nationalbibliothek
Die Deutsche Nationalbibliothek verzeichnet diese Publikation in der Deutschen Nationalbibliografie; detaillierte bibliografische Daten sind im Internet über http://dnb.ddb.de abrufbar.

Frankfurt am Main, Germany
www.humanities-online.de
info@humanities-online.de

ISBN 978-3-941743-81-6

Umschlaggestaltung: Uwe Adam | grafik-design
Titelbild:
Lithograpie von Robert Seymour
Mc Leans Monthley Sheet of Caricatures or the Looking Glass
No. 22, 1. Oktober 1831

Printed in Germany

Dieses Buch ist auch als E-Book erhältlich:
www.humanities-online.de

Inhalt

Einführung in eine verzweifelte Wissenschaft

In diesem Essay gehe ich der Frage nach, warum tausende Ärzte während der zahlreichen Cholera-Epidemien im 19. Jahrhundert die Quelle der Übertragung nicht im Trinkwasser finden konnten, und ich möchte wissen, weshalb der schon 1854 identifizierte Erreger der Cholera die Forschung dreißig lange Jahre nicht interessierte. Es ist eine verstörende Geschichte von Augen, die nicht sehen wollten, was sie sahen, von einer endlosen wissenschaftlichen Spekulation in wolkigen Begriffen und von diffusen Bildern durch eine fehlerhafte Optik. Und nicht zuletzt: Mit Cholera wurde Politik gemacht, in Krieg und Frieden, und manchmal gegen gesicherte Erkenntnisse der Wissenschaft.

Die bloße Masse der zeitgenössischen Veröffentlichungen zur Cholera spiegelt die ungeheure Bedeutung, die diese Seuche im Leben der Menschen eingenommen hat. Es gab kaum einen unter den involvierten Medizinern, der nicht Verläufe schilderte, Therapien anbot, Theorien vertrat, und es gab viel zu viele, die nie einen Cholera-Kranken zu Gesicht bekommen haben und sich von oben herab in theoretische Positionen verbissen, in einer Mühle ewig gleicher Argumente. Die das Jahrhundert dominierende Auseinandersetzung zwischen Kontagionisten, die eine Übertragung nur durch direkten zwischenmenschlichen Kontakt oder durch verseuchte Gegenstände anerkannten, und den Miasmatikern, die sich einen irgendwie gearteten und Miasma genannten Erreger durch die Luft ausbreiten sahen, können als Beispiel für das zähe Beharrungsvermögen von gewohnten Erklärungsmustern gesehen werden, die sich den Fakten nicht beugen, sondern sie als Spielmaterial für festgefügte Meinungen benutzen. Denn der Verlauf der Cholera sprengte erbarmungslos ihren sicher geglaubten Rahmen.

Als sie 1830 von Indien über Russland erstmals bis an die Grenzen Mitteleuropas vorgedrungen war, sahen sich Ärzte, Kommissionen und Gesundheitsbehörden mit einer Lage konfrontiert, in der der chaotische Verlauf der Cholera die aus Pestzeiten bekannten Regeln aushebelte. Er sorgte dafür, dass zu keiner Zeit und an keinem Ort ein in sich stimmiges Vorgehen gegen ihre Ausbreitung zustande kam. Was es gab, war die Illusion der Kontagionisten, mit Quarantäne und Kontaktsperre die Cholera aufzuhalten, und die Illusion der Miasmatiker, durch allgemeine Hygiene und Wetterbeobachtung das Ende der Epidemie zu erhoffen. Und dazwischen immer wieder Halbherzigkeiten, ein bisschen Kontaktsperre da, Rauchfeuer gegen die Luftverpestung dort und Chlorkalk zur Desinfektion. Eine in der undurchsichtigen Lage verständliche hektische Hilflosigkeit gegen einen unsichtbaren Erreger.

Die als Pestherd bekannten Textilien waren bei der Cholera weitgehend ungefährlich, Sanitätspersonal mit direktem Kontakt erkrankte angeblich selten, lokale Quarantänemaßnahmen blieben wirkungslos, ebenso wie die großräumigen Absperrungen ganzer Staatsgebiete. Am wirkungsvollsten reagierte die Bevölkerung: sie verließ in Scharen die Brutstätten der Cholera und trug doch kaum zu ihrer Verbreitung bei. Toulon verlor während der Epidemie von 1835 so mehr als die Hälfte seiner 30 000 Seelen an die höher gelegenen Dörfer der näheren und weiteren Umgebung. Die strikten Maßnahmen Preußens zur Kontrolle des menschlichen und des Warenverkehrs und die weiträumigen Absperrungen an den Grenzen strangulierten die Wirtschaft, aber nicht die Cholera. Sie beförderten Übergriffe der Staatsgewalt und die Habgier korrupter Beamter, und die Versorgung der Bevölkerung war selbst bei den Grundnahrungsmitteln prekär.

Die Behörden waren eigentlich gut vorbereitet. Sie schickten noch vor Ausbruch der Epidemie im eigenen Land Ärztekommissionen in die Cholera-Gebiete. Eine aus erfahrenen Ärzten bestehende französische Kommission sollte herausfinden, welche Orte bevorzugt befallen wurden, mit welchen Maßnahmen eine Eindämmung erfolgreich zu sein versprach und wie Kranke zu versorgen und zu therapieren sind. Die Ärzte waren naturkundlich geschult, einer hatte sogar an Weltumsegelungen teilgenommen, so dass sich ihr Blick auf die geografische Lage der besuchten Orte, auf Flüsse und Höhenzüge und Klima und Vegetation erweiterte. Ihr Bericht ist Grundlage meiner Analyse. Ich wollte wissen, ob sie die Rolle des Wassers bei der Ausbreitung der Epidemie in den Blick bekommen haben und mit welchen Argumenten sie das Scheitern von Abwehrmaßnahmen beurteilten.

Ausgewählt habe ich die 1831 nach Russland, Preußen und Österreich entsandte französische Kommission auch deshalb, weil sie nahezu alle damals zur Verfügung stehenden Maßnahmen gegen die Cholera erwähnt, weil sie am Rande des russisch-polnischen Krieges die Auswirkungen der Bewegung der Armeen zu sehen bekam und die Cholera als Druckmittel der Diplomatie ihren eminent politischen Charakter offenbarte. Widersprüchliche Berichte aus anderen Quellen zeigen die Schwächen der Beobachtungen einer Mobilgarde, die sich, ständig unterwegs und zur diplomatischen Rücksichtnahme verpflichtet, um den

Wahrheitsgehalt ihrer Informationen nicht kümmern konnte. Hierbei geht es um die Ausbreitung der Cholera an Land.

Ausgewählt habe ich ferner die französische Marine, weil von ihr detaillierte Berichte der Kapitäne über den Ausbruch der Cholera auf ihren Schiffen vorliegen. Schiffe sind schwimmende Labors, die eine Zeitlang von den chaotischen Einflüssen an Land isoliert bleiben. Ein Cholera-Ausbruch kann nur mit den Menschen, Sachen und Getier an Bord zu tun haben, sollte man meinen. Landkontakte lassen sich zeitlich genau eingrenzen und den Landgängern oder den Besuchern des Schiffs zuordnen. Die Schiffsärzte an Bord und die Marineärzte der Lazarette im Hafen von Toulon sehen die Cholera aus unterschiedlichen Perspektiven. Hier geht es um die Ausbreitung der Cholera auf See, als die französische Mittelmeerflotte Mitte der 1830er Jahre in die Eroberung Algeriens und den portugiesischen Bürgerkrieg eingebunden war und die Cholera im westlichen Mittelmeer Fuß fasste.

Ansteckend oder nicht. Kontagion oder Miasma. Diese Entscheidung wurde von allen Beobachtern erwartet. Wo aber steckte das Gift oder der Keim der Cholera? Ihr einziger Beweis für die Existenz eines wie immer gearteten Erregers waren die an ihm Erkrankten, die sehr schnell eindeutige Symptome entwickelten. Irgendwie hatten beide, Miasmatiker und Kontagionisten, ebenso viel Recht wie Unrecht und blieben Gefangene eines Gegensatzes, in dem jede neue Beobachtung die vorhergehende Erklärung des Ansteckungsweges über den Haufen warf. Darin lag das Problem.

Die weltweite Cholera-Epidemie war in Europa, nicht aber in Ostasien, seit drei Jahren erloschen, als Jacob Henle 1840 als frisch gebackener Professor für Anatomie und Physiologie an der Universität Zürich seine *Pathologischen Untersuchungen* veröffentlichte und sich in einem langen ersten Kapitel mit dem antiken Erbe zweier Begriffe quälte, die den Beobachtern der Cholera die Sinne vernebelten. Seine Bestandsaufnahme des Scheiterns fällt in eine 13-jährige Atempause zwischen zwei Seuchenzügen, und es sah nicht danach aus, als hätte man aus dem ersten wirksame Verhaltensregeln gelernt. Die grundlegenden Probleme einer kolonialen Expansion, der Verdichtung einer verelendeten Bevölkerung in den Industriezentren der Städte und der Beschleunigung von Kommunikationswegen durch Dampfschiff und Eisenbahn gerieten um die Mitte des Jahrhunderts völlig außer Kontrolle. Die *peur bleue* der Franzosen, die blaue Angst, unter der die Kranken nach reiswasserählichen heftigen Durchfällen im Schock eines blau angelaufenen Körpers verstarben, konnte jederzeit zurückkehren.

Die Cholera war für Henle der Auslöser für eine umfassende Revision der spekulativen Auffassungen über die Entstehung von Infektionskrankheiten, deren notorische Unschärfe und Beliebigkeit sein naturwissenschaftliches Denken beleidigte. Dafür lieferten tausende Cholera-Schriften während einer Epidemie täglich neue Beweise. Es half auch kein neuer Großversuch der Klassifizierung der Theorien durch den Hamburger Arzt Heinrich Wilhelm Bueck, den ich an Hand einer Rezension in der *Allgemeine(n) Cholera-Zeitung* vorstellen werde. Mit diesem von einflussreichen Ärzten vertretenen theoretischen Ballast musste Henle fertig werden. Seine »miasmatisch-kontagiösen Krankheiten« waren ein erster Schritt, die erstarrten Fronten zwischen zwei Glaubensrichtungen aufzubrechen. Der zweite und für die Zukunft entscheidende war die Aufforderung, auf die Suche nach lebenden Erregern zu gehen. Was Henle hier als Arbeitshypothese formulierte, war nichts anderes als der Abschied von einer spekulativen Medizin und ihre Transformation in eine Kultur des naturwissenschaftlichen Beweises.

Parallel zur Erfahrung, dass Miasma und Kontagion bei der Problemlösung während der Cholera-Epidemie versagten, war das zarte Pflänzchen einer auf dem mikroskopischen Nachweis von Krankheitserregern basierenden naturwissenschaftlichen Medizin gewachsen, dem Henle neuen Schub geben wollte. Erste Beweise, dass kleinste Lebewesen Krankheiten erzeugen – wie die Krätze durch die Milbe, die Muscardine der Seidenraupe durch den Schimmelpilz, der Favus oder Erbgrind durch den Sprosspilz –, ließen die Hoffnung keimen, dass Entdeckungen auch bei anderen Infektionen möglich sein könnten. Bessere achromatische und asphärische Mikroskope, die die Unschärfen durch unterschiedliche Brechung der Farben und durch die Krümmung der Linsen weitgehend beseitigten und stärkere Vergrößerungen ermöglichten, führten zu ersten Differenzierungen von Einzellern in der verwirrenden Vielfalt der mikroskopischen Bilder.

Die Mikroskopiker waren sich ihrer Ergebnisse keineswegs sicher. Für die Gewichtung des Gesehenen nach wesentlich und unwesentlich fehlten die Kriterien. War das, was sie sahen, fehlerhaften Linsen oder Augentäuschungen geschuldet, war das, was sie sahen, eine Struktur oder nur ein Reflex ungerichteten Lichts, war das, was sie sahen, Gewebe oder ein Eintrag von außen? Die Suchbewegungen mit dem Mikroskop hatten eben erst begonnen, aber das Mikroskop war bereits zum selbstverständlichen Arbeitsgerät der Botaniker, Zoologen, Anatomen und Physiologen geworden. Sie werden im Verlauf des Jahrhunderts eine reiche Ernte einfahren und mit Bakterienkulturen und mit beweiskräftigen Infektionsversuchen an Tieren Miasma und Kontagion endgültig beseitigen. Noch in Zürich begründete Henle 1844 zusammen mit seinem Freund Karl Pfeufer die *Zeitschrift für rationelle Medicin*, in der ein naturwissenschaftliches Vorgehen gepflegt wurde. Die Unsicherheiten und Unschärfen der frühen mikroskopischen Diagnostik sind ein wichtiger Grund für die Verzögerungen bei der Identifizierung des Cholera-Erregers. Ich werde mich deshalb auch eingehend mit dem Instrument befassen, von dessen Qualität die schwierige Diagnose abhing, und auch mit der versuchten Trennung von Bakterien in den bevorzugt verwandten Gelatinekulturen, die erst mit den Agar-Agar-Kulturen Robert Kochs überzeugend gelang.

Bei der zweiten Cholera-Epidemie in Europa um die Jahrhundertmitte gab es einen Hoffnungsschimmer, der so schnell verglühte, wie er erschienen war. John Snow zeigte in London, dass man den Erreger im Trinkwasser suchen muss. Filippo Pacini in Florenz erkannte den Erreger unter dem Mikroskop. Beides blieb ohne Folgen. Warum?

Bei meiner Spurensuche stieß ich auf eine seltsame Gemengelage von ökonomisch motivierter Blockade und den paradoxen Effekten einer reifer gewordenen Naturwissenschaft, die jetzt stichfeste Beweise einforderte. In Deutschland hat das verpasste Ende der Grabenkämpfe zwischen Kontagionisten und Miasmatikern einen großen Namen und eine eigene Theorie: Max Pettenkofer, der Münchner Hygieniker, der in seiner weithin akzeptierten Bodentheorie der Entstehung der Cholera eine Infektion durch Trinkwasser mit einem Feuerwerk von Zahlen ausgeschlossen und als Jahrhunderte alte Wahnvorstellung denunziert hatte.

Als nach der Wiederentdeckung der Cholera-Vibrionen durch Robert Koch 1883 und durch eine erste Massenimpfung des Spaniers Jaume Ferran die Ursache für die Cholera-Epidemien geklärt schien, verhinderten die handelspolitischen Interessen Hamburgs und der Briten eine allgemeine Akzeptanz des endlich identifizierten Kontagions. Die Miasmen überlebten Dank politischer Interventionen und bestellter Expertise ihren wissenschaftlichen Tod um viele Jahre. Die Cholera war von Anfang an auch eine politische Krankheit, in der sich Machtinteressen, militärische Konflikte und wirtschaftliches Kalkül in verhängnisvoller Weise gegen wirkungsvolle Maßnahmen verschworen, praktische Beweise ignorierten und schüchterne wissenschaftliche Erkenntnisse in

Bausch und Bogen verdammten. Gegen Ende des Jahrhunderts geriet der endlich gelungene Durchbruch in die verantwortungslosen Mühlen imperialer Interessen.

Ausbreitung an Land: die französische Kommission und russische Ärzte

Die französische Kommission nach Russland, Preußen und Österreich war eine Mobilgarde gegen die Angst vor einem weiteren Vordringen der Cholera nach Westeuropa. Sie wird vor allem die Beobachtungen anderer sammeln, während eigene Untersuchungen auf der langen Reiseroute schon aus Zeitgründen nur sporadisch gewesen sein konnten. Die Umstände ihres Einsatzes werfen ein Schlaglicht auf die politische Großwetterlage, in der sich Konflikte kriegerisch entluden und der Ausbreitung der Cholera die denkbar besten Voraussetzungen boten. Die französische Regierung war längst nicht die einzige, die offizielle Beobachtungskommissionen in Cholera-Gebiete entsandte. Alle hofften, Mittel ausfindig zu machen, die dem weiteren Vordringen Einhalt gebieten sollte. Alle befürchteten eine erhebliche Störung des wirtschaftlichen Verkehrs.[1]

Es waren erfahrene Ärzte, die sich im Auftrag des Handelsministeriums auf den Weg machten. Die am 16. Mai 1831 von der *Académie Royale de Médecine* berufenen Kommissionen zur Untersuchung der Cholera in Russland und Polen bestand aus neun Mitgliedern: sechs Ärzten und drei Chirurgen.[2] Drei von ihnen, Auguste Gérardin, Joseph Paul Gaimard und Hippolyte Cloquet bildeten die Kommission für Russland, ein Hygieniker, ein Anatom und ein Chirurg als Weltumsegler. Auguste Gérardin (1790 bis 1868) war mehrere Jahre Sekretär der *Académie Royale de Médecine, Section d'hygiène publique* und praktizierte in Paris. 1820 hatte er eine Abhandlung über Gelbfieber publiziert, das er als kontagiös betrachtete.[3] Auch Hippolyte Cloquet (1787 bis 1840) war Mitglied der *Académie Royale de Médecine*, Anatom und spezialisiert auf Krankheiten der Nase.[4] Er erkrankte schon kurz nach der Ankunft in St. Petersburg und hat Russland vorzeitig verlassen. Joseph Paul Gaimard (1796 bis 1853) hatte seine Ausbildung zum Mediziner in der *École de Médecine navale* von Toulon absolviert, machte als Hilfschirurg noch die letzten Gefechte der napoleonischen Marine mit, war von 1817 bis 1820 auf der Weltreise von Louis Claude de Saulces de Freycinet und von 1826 bis 1829 auf der Weltreise von Jules Dumont d'Urville dabei gewesen.

Gérardin und Gaimard werden den Abschlussbericht verfassen und in Briefen an ihre Auftraggeber, die Minister für Handel und öffentliche Arbeiten, regelmäßig von ihrer Reise berichten. Die Briefe wurden umgehend in der *Gazette médicale de Paris* veröffentlicht. Gaimard hielt den Kontakt zum Chef des *Service de santé de la Marine*, Kéraudren, und veröffentlichte Berichte in den *Annales maritimes et coloniales*. Die Auftraggeber zeigen, worum es ging: um die befürchtete schwerwiegende Störung des Handels und um die Auswirkungen der Cholera auf die Einsatzfähigkeit der Marine, um einen »Schock der Zirkulation«, wie das Benoît Pouget in einer Untersuchung über die französische Marine in Zeiten der Cholera ausgedrückt hat. Das alles unterstreicht die Dringlichkeit ihrer Reise, von der sich die Verantwortlichen wirkungsvolle Handlungsanweisungen versprachen.[5]

Der Beschluss zur Ausrüstung der Kommission war am 4. Juni 1831 vom *ministre de commerce et des travaux publiques*, dem Ministerium für Handel und öffentliche Arbeiten, gefasst worden. Die medizinische Akademie hatte also nur die Ärzte zu bestimmen, sie war nicht federführend und hat nicht bezahlt, was die wirtschaftliche und politische Bedeutung der Mission unterstreicht. Am 11. Juni hatte ihnen der Außenminister die Pässe mit Empfehlungsschreiben überreicht, am 14. Juni waren sie aus Paris abgereist, und am 22. Juni waren sie schon in Weimar bei Goethe, dem Naturwissenschaftler, nicht bei Goethe, dem Literaten.

An diesem Tag schrieb Goethe in sein Tagebuch eine kurze Charakterisierung seiner Besucher und eine Bemerkung, die das Umfeld und die Bedingungen, unter denen die Kommission ihre Reise antreten konnte, in einem anderen Licht erscheinen lässt, als es die offiziellen Verlautbarungen nahe legten:

»Baron von Wolbock, führte drey Franzosen ein, die, wie sie sagten, von Paris unmittelbar nach Petersburg gingen: Mr. Hippolyte Cloquet, Docteur en Médecine, Membre de *l'Académie royale de Médecine*. Präsentirte sich gut und würde mir gefallen haben, wenn er nicht eine Brille auf der Nase gehabt hätte. Paul Gaimard, ein kleiner, schwarzköpfiger, zusammengenommener, nicht unangenehmer Mann; er hatte die Expedition mitgemacht, um die Reste von *La Peyrouse* aufzusuchen, erzählte kürzlich was sie für Überreste gefunden hatten und von den unberechenbaren Gefahren der Corallenriffe. Aug. Girardin, eine große, behaglich wohlwollende Gestalt, wahrscheinlich ein Chirurgus, wie denn die ganze Expedition etwas Ärztliches zu haben schien. Ich habe den Verdacht, sie würden für Polen bestimmt seyn«.[6]

Der Politiker Goethe hatte einen nicht von der Hand zu weisenden Verdacht, den er wahrscheinlich mit Jean Louis Armand de Wolbock teilte, der ihm die Reisenden vorgestellt hatte. Er war ein Briefkorrespondent Goethes und hielt sich als Flüchtling nach dem Sturz Charles X. in Weimar auf. Goethe konnte sich nach Lage der Dinge nur schwer vorstellen, dass eine französische Kommission von Ärzten nach dem Pariser Juliaufstand von 1830 in St. Petersburg willkommen sein würde, und vermutete eine Operation in Polen.

Der Juliaufstand hatte den verhassten König Charles X. vom Thron gefegt und die Bourbonenherrschaft ein für alle Mal beendet. Der Aufstand der Polen im November 1830 hatte Zar Nikolaus auf den Plan gerufen. Seine Armee war nach schweren Verlusten am 10. April 1831 in der Schlacht von Iganie bei Siedlce, auf halbem Weg zwischen Warschau und Brest, bis an die Weichsel bei Plock vorgedrungen und hatte Warschau westlich umgangen. Die Schlacht von Iganie markiert den Beginn der Cholera in Polen. Die Soldaten tranken stark verunreinigtes Wasser, in Nahkämpfen kamen die polnischen Truppen und die schon durch die Cholera dezimierten herangeführten Ersatztruppen der Russen in engen Kontakt. Tags darauf grassierte die Cholera in beiden Armeen, wenig später war sie in Warschau. Dort erkrankten zwischen dem 16. Mai 1831 und dem 20. August 1831 fast 5000 Bewohner, von denen die Hälfte starb (siehe Titelbild von Robert Seymour [1798 bis 1836]: »Cholera tramples the Victor & the Vanquished both.-Dilettante Army«. Die Cholera trampelt beide, Sieger und Besiegte, nieder). Die Preußen machten die Grenzen dicht. Ende Mai traten die ersten Cholera-Fälle in Danzig und Königsberg auf. Das war die Lage, in der Goethe seine französischen Besucher empfing und die ihn an ihrem Ziel St. Petersburg zweifeln ließ. In der politischen Großwetterlage war es wenig wahrscheinlich, dass der Zar einer französischen Kommission die Untersuchung der Cholera in seinem Imperium erlauben würde. Aber genau das war geschehen.[7]

Der Zar hatte nur wenige Monate vorher, im Oktober 1830, als die Cholera von Astrachan, wo sie im April ausgebrochen war, Moskau erreichte, ausländische Universitäten um Rat und Hilfe gebeten, nicht aber französische, ein deutliches Signal des Missfallens gegenüber der Julimonarchie, die keinen Hehl aus ihrer Unterstützung der belgischen Unabhängigkeitsbewegung machte.[8] Im November hatte der Zar als eiserner Garant der Heiligen Allianz Frankreich mit Krieg gedroht, falls sie zur Unterstützung der Polen militärisch intervenieren sollten. Es wurde allgemein befürchtet, dass er sich nach Westen aufmachen würde, um zuerst dem Spuk in Polen und dann dem in Frankreich ein Ende zu bereiten, der die Höfe Europas bis ins Mark erschütterte. Die Vorbereitungen zu einem Aufmarsch gegen Frankreich waren weit gediehen.

Doch dem Zar blieben die Hände gebunden. Er konnte nicht handeln, wie es sein autokratischer Instinkt verlangte. Seine Armee war schon vor dem Polenaufstand durch die Cholera dezimiert, sie war durch die Kriege im Kaukasus ausgelaugt, und statt 180000 Mann aufbieten zu können, blieben ihm nur 100000 Mann einer mühsam mit unerfahrenen Rekruten aufgefüllten Armee, die sich auf die Niederschlagung des polnischen Aufstandes beschränken musste, statt im Westen Europas aufzuräumen. »Auf den weiten, bodenlosen Wegen gab man auf jedem Schritt ganze Rotten der Cholera, dem Hunger und der Desertion zum Raube«, sagte der polnische Berufsrevolutionär Ludwik Mieroslawski in seiner Darstellung des Polenaufstandes.[9] Auch Feldmarschall Diebitsch, der Kommandeur der russischen Armee in Polen, war am 10. Juni an der Cholera gestorben.

Frankreich war in einer schwierigen Lage. Es hatte zwar große Sympathien für den Aufstand der Polen, aber es wollte das Risiko einer offenen militärischen Unterstützung in Konfrontation zu Russland nicht eingehen und schickte als Zeichen der Hilfsbereitschaft lediglich zwei Ärztekommissionen zur Untersuchung der Cholera nach Polen, eine mit Militärärzten vom Kriegsministerium und eine weitere vom Handelsministerium. Das sollte die Polen besänftigen, die Russen nicht reizen und ihnen selbst Informationen liefern, die sich durchaus nicht nur auf den Umgang mit der Cholera beschränken mussten. Einen Hinweis auf einen stillschweigend erweiterten Auftrag liefert das Vorgehen gegenüber Russland.[10]

Die von Goethe nicht für möglich gehaltene Zulassung der Kommission durch Russland kam nur zustande, weil Casimir-Louis-Victurnien de Rochechouart de Mortemart, Mitglied des französischen Oberhauses und seit 1828 mit Unterbrechung durch die Julirevolution Botschafter in St. Petersburg, auf Geheiß aus Paris die Beziehungen zu Russland zu entkrampfen versuchte. In einem Ministerialschreiben vom 15. Mai 1831 wurde er angewiesen, »die Ausbreitung der Cholera zum Vorwand zu nehmen, um der Kaiserlichen Regierung die Vermittlung Frankreichs im Kampf mit Polen anzubieten«.[11] Nur einen Tag später beauftragte das Handelsministerium, die genannten Ärztekommisssionen für Polen und Russland zusammenzustellen. Die Dreier-Kommission für Russland mit Gérardin, Cloquet und Gaimard erhielt ihre Empfehlungsschreiben vom Außenministerium am 11. Juni, einen Tag, nachdem der Zar durch den

Cholera-Tod seines Feldmarschalls Diebitsch in Polen in große Schwierigkeiten geraten war. In der für alle Beteiligten verfahrenen politischen Lage war die Cholera zum Rettungsanker der Diplomatie geworden. Die Kommission wusste von Anfang an, unter welchen politischen Prämissen ihr Auftrag zustande gekommen war, und übte Selbstzensur. Sie musste in ihren Briefen jede Kritik an der Fähigkeit Russlands vermeiden, die Cholera zu beherrschen. Während der Reise wurden sie durch schriftliche Instruktionen vom Handels- und Kolonialminister Antoine Maurice Apollinaire Comte d'Argout und vom Außenminister General Horace François Bastien Sébastiani gesteuert. Ihr Reisepensum war enorm, und im Nachhinein stellt sich die Frage, ob sie wirklich nur wegen der Untersuchung der Cholera ständig unterwegs sein mussten. Sie wäre ergiebiger gewesen, wenn sie an einigen wenigen Orten in die Tiefe gebohrt hätten.

Montremart räumte seinen Botschafterposten in St. Petersburg am 27. August, ohne eine Übereinkunft mit Russland erreicht zu haben. Da war die Ärztekommission nach ihrem Eintreffen in St. Petersburg am 15. August bereits nach Reval unterwegs und die Cholera in der Hauptstadt in vollem Gang. Warum Gaimard und Gérardin St. Petersburg unter Zurücklassung des erkrankten Cloquet während der Epidemie stehenden Fußes verlassen haben, wurde nicht begründet. Es könnte mit dem bevorstehenden Scheitern der Verhandlungen des Botschafters zu tun gehabt haben. Dann war es eine fürsorgliche Flucht vor den Behörden ins Abseits der Provinz. Oder auch mit dem aufgeheizten Klima in einer Stadt, in der die Bevölkerung in einem kollektiven Wahn alle möglichen vermeintlich Verantwortlichen für die Cholera jagte und lynchte, vor allem diejenigen, die sie der Sympathie mit dem polnischen Aufstand verdächtigten. Wenn dem so war, erfolgte die Abreise zur eigenen Sicherheit.

Die Cholera hatte der Kommission schon auf ihrer Anreise schwer zu schaffen gemacht. Mit dem eigentlich vorgesehenen Raddampfer Nicolai I. von Travemünde aus wären die drei Ärzte schon Anfang Juli in St. Petersburg gewesen. Aber der Dampfer brachte die Nachricht vom Ausbruch der Cholera in St. Petersburg nach Lübeck und wurde gezwungen, nach Schweden zu fahren und in Quarantäne zu gehen. Die Kommission musste den Umweg über Dänemark, Schweden und Finnland nehmen, verbunden mit zahllosen Verzögerungen durch fehlende Pässe und Schwierigkeiten wegen ihrer Reiseapotheke. Die Nicolai I. fuhr erst seit einem Jahr im Sommer einmal pro Woche zwischen Travemünde und St. Petersburg und war nach einer Meldung über ihre Abfahrtszeiten in der *Staats und Gelehrte Zeitung des Hamburgischen unpartheyischen Correspondenten* vom 6. Juni 1831 »durch seine außerordentlich schnellen Reisen bereits rühmlichst bekannt«. Die Fahrtzeit betrug drei bis vier Tage, mit der jetzt auch Cholera-Kranke und Ansteckungsgefahren schnell und über weite Strecken vorankommen konnten. Der nächste Abfahrtstermin für die Kommission wäre nach dem Besuch in Weimar bei Goethe der 7. Juli gewesen.[12]

Die Epidemie in St. Petersburg hatte am 14. Juni begonnen. Bis zu ihrem Erlöschen am 5. November wurden offiziell 12 540 Kranke und 6449 Tote gezählt.[13] Am 22. Juni war die Bevölkerung in einem Zustand der Panik. Sie glaubte, es seien die Polenfreunde gewesen, die das Cholera-Gift verbreitet hätten, und diese Polenfreunde vermutete man vor allem unter den zahlreichen Ärzten mit ausländischen Wurzeln, die gemeinsame Sache mit Apothekern und Polizisten machen würden. Sie überfielen sogar die Mineralogische Gesellschaft gegenüber dem Cholera-Krankenhaus, zerstörten die Wohnung eines Arztes und erschlugen einen anderen vor dem Eingang des Hospitals. Leute mit Riechfläschchen und Chlorpulver in der Hand wurden als Giftmischer misshandelt. Am 5. Juli stürmte die Menge ein Cholera-Krankenhaus, versuchte, die Kranken zu befreien und warf mehrere Ärzte aus dem dritten Stock. In einem anderen Stadtteil das gleiche Bild von gestürmten Krankenhäusern. Dort wurden Beamte und wahllos weitere Personen angegriffen und gequält.[14]

Über Unruhen hat die französische Kommission nichts verlauten lassen und lediglich den eher passiven Widerstand der Bevölkerung von Reval (Tallin) gegen behördliche Maßnahmen und ärztliche Ratschläge erwähnt. Im Vorwort ihres Abschlussberichts erklären sie, sie hätten ganz bewusst nichts Persönliches und keine Dinge über die »physikalischen, moralischen, intellektuellen und politischen Zustände« der inspizierten Länder berichtet.[15] Selbstschutz oder Auftrag? Wahrscheinlich beides, denn ihre Berichte waren Briefe, die noch während ihrer Inspektionsreise unter den neugierigen Augen von Spionen und Zensoren nach Paris geschickt wurden.

In Reval, zu Beginn ihrer Reise durch Russland, scheinen sich Gaimard und Gérardin ohne den erkrankten Cloquet am längsten aufgehalten haben. Erst nach ihrer Rückkehr nach St. Petersburg am 18. September erstatteten sie ihren Bericht, in dem der erst wenige Jahre vorher fertiggestellte, erweiterte Kriegshafen für die baltische Flotte mit keinem Wort erwähnt wird, aber sicher mit großem Interesse inspiziert worden ist, und Reval nicht wie eine Stadt am Meer mit engen Handelsverbindungen nach Riga und St. Petersburg, sondern wie eine Stadt auf dem Festland erscheint. In ihr war im Juli 1831 im Anschluss an Riga und St. Petersburg die Cholera ausgebrochen.

Reval, die Hauptstadt Estlands, das zum russischen Imperium gehörte, hatte etwas mehr als 10000 Einwohner. Sie liegt auf einem Hügel, »eine hohe Lage, unmittelbar an der See, frei von Strömen und Sümpfen«, wie sie der Korrespondent einer Hamburger Zeitung beschrieb, als Reval wegen seiner vermeintlich günstigen Lage noch hoffte, von der Cholera verschont zu bleiben.[16] Gleich bei ihrer Ankunft bemerkten sie, dass die Bevölkerung, wie in vielen anderen russischen Städten auch, davon überzeugt war, vergiftet worden zu sein. Ihr Misstrauen wurde extrem, sie verweigerte jede professionelle Hilfe und die Annahme der ausgegebenen Lebensmittel, lehnte eine Behandlung kategorisch ab und misstraute jeglicher staatlicher Autorität. Mit einiger Berechtigung. Denn in dem auf dem Hügel oberhalb der Stadt gelegenen Hospital starben prozentual weit mehr Cholera-Kranke als zu Hause. Die Behörden hatten den steilen Anstieg zum Hospital nicht einkalkuliert, der dazu führte, dass die Kranken auf dem Weg oder gleich bei ihrer Ankunft starben, weil sie auf dem einstündigen Transport in ihrer desolaten Verfassung ohne Versorgung geblieben waren.

Am meisten hat die Kommission frappiert, dass die Cholera in Reval kurz vor ihrer Ankunft an weit auseinander liegenden Orten ausgebrochen war und sich kein direkter Kontakt nachweisen ließ. Deshalb, und weil sich auch pflegende Familienangehörige auf engstem Raum angeblich nicht ansteckten, hielten die französischen Kommissare Absperrungen, sowohl die großräumigen als auch solche zwischen den Quartieren innerhalb der Orte, für sinnlos. Das hat ihnen Reval gezeigt. Und sie haben erkannt, dass sie sich der Frage widmen müssen, ob es sich bei der Cholera um eine kontagiöse oder nicht- kontagiöse Krankheit handelt, eine Frage, die in ganz Russland heftig diskutiert wird. Dazu wollten sie weitere Fakten sammeln. Eine aus beiden Anhängern gemischte Kommission in Moskau sei der Meinung, dass es sich bei der Cholera nicht um eine kontagiöse Krankheit handele. Es existierten kaum Beweise, dass sie durch Kranke oder über Sachen importiert worden sei. Zum selben Resultat waren die Mediziner von Astrachan an der Wolga gelangt, dem Ort, der als Herd für die Ausbreitung der Cholera in Russland angesehen wurde.

Ende Oktober inspizierten sie die Marine von Kronstadt, wo die Cholera erneut ausgebrochen war. Der Marinestützpunkt Kronstadt liegt auf einer Insel im Finnischen Meerbusen 20 km vor St. Petersburg. Am 29. Juni hatten Kronstadt und St. Petersburg gleichzeitig den Höhepunkt der Epidemie erreicht, aber Kronstadt war seit August wieder frei von Cholera, während sie in St. Petersburg weiter wütete. Kronstadts trügerische Ruhe war mit der Ankunft der russischen Flotte vorbei. Sie kam aus dem Mittelmeer, wo sie vier Jahre stationiert und 1827 an der Schlacht von Navarino geteiligt war, bei der britische, französische und russische Flottenverbände die ägyptisch-osmanische Flotte geschlagen und Griechenland zur Unabhängigkeit verholfen hatten.

Kaum in Kronstadt an Land, erkrankten Seeleute, aber die Cholera blieb auf sie beschränkt. Daraus schlossen Gaimard und Gérardin auf eine »spontane Entwicklung« der Cholera, auf einen »epidemischen Einfluss«, der am Ort persistiert und zu neuen Ausbrüchen führen kann. »Epidemischer Einfluss« ist ein wolkiger Begriff, hinter dem sich damals Klima, Boden oder sonst irgendetwas von der Erde ausgehend (tellurisch) verbergen konnte. Was, so fragen sie, sollen dann Quarantänemaßnahmen bewirken können? Sie haben eine Übertragung der Cholera durch einen Kranken ausgeschlossen, obwohl dieser Bewohner Kronstadts, der auf einem Dampfschiff in St. Petersburg anheuern wollte, am übernächsten Tag seines Besuches im noch von der Cholera verseuchten St. Petersburg bei seiner Rückkunft im Zöllnerhaus von Kronstadt erkrankte und kurz darauf starb. Keiner der Zöllner und kein Bewohner Kronstadts war angesteckt worden, ein weiterer Beweis, sagen sie, dass die Cholera nicht von Mensch zu Mensch übertragen werden kann. Nachzufragen, wo sich der Arbeiter in St. Petersburg angesteckt haben könnte, interessierte nicht mehr, inzwischen aus der tiefen Überzeugung einer Nicht-Kontagiosität der Cholera.

Einen Bericht über das Sanitätspersonal in Hospitälern von Moskau und St. Petersburg, den sie für sehr wichtig halten zur Klärung, ob Cholera kontagiös ist oder nicht, senden sie erst auf ihrer Rückreise aus Berlin. Sie haben von der Stadtverwaltung Moskaus die Statistik über die Cholera-Fälle unter den Beschäftigten von zehn Krankenhäusern erhalten. In fünf von ihnen gab es keine Toten und unter insgesamt 283 Beschäftigten 15 Erkrankungen, die alle geheilt wurden. In den fünf anderen waren unter den 306 Beschäftigten 60 erkrankt, 40 geheilt und 20 gestorben, prozentual ungefähr sechs Mal so viele wie unter den Einwohnern Moskaus. In einem einzigen Krankenhaus gab es weder Kranke noch Tote unter dem Pflegpersonal. Wie erklären sie die Diskrepanz, für die sie auch noch Beispiele aus Krankenhäusern anderer Städte anführen?

Diese Unterschiede bewiesen keineswegs, dass es sich bei der Cholera um ein kontagiöse Krankheit handele, ist das überraschende Ergebnis. Selbst wenn man eine kontagiöse Krankheit annehme, bleibe doch die Frage, durch welche »spezielle Vorliebe« sich das kontagiöse Prinzip in den betroffenen Krankhäusern entwickeln konnte und die nicht betroffenen ausgespart hat. Besser als das wohlfeile Kontagion anzunehmen, sei es, auf die materiellen Bedingungen zu achten wie Hygiene, Ernährung und Verhalten des Pflegepersonals, die Überfüllung der Krankenhäuser mit Kranken. Sie machen detaillierte Vorschläge, wie und wo Krankenhäuser einzurichten und zu betreiben sind. Trotz ihrer Vorbehalte gegen das Kontagion plädieren sie vor allem für absolute Sauberkeit.

Von heute aus fällt es schwer, aus den Zahlen der Statistiken über das Pflegepersonal nicht eine Ansteckung durch nachlässigen Umgang mit den Ausscheidungen der Kranken herauszulesen. Davon scheinen auch die französischen Ärzte auszugehen, wenn sie auf einer strikten Einhaltung von Hygienevorschriften bestehen. Aber sie nennen Ansteckung nicht Ansteckung, sondern »spezielle Vorliebe«, weil nicht sein kann, was nicht sein darf. Solche begrifflichen Schlenker waren weit verbreitet. Sie finden sich immer dann, wenn ein Kontagionist von Nicht-Ansteckung überrascht wird oder ein Miasmatiker von Ansteckung. Die Variation der Begriffe verdeckte das mangelnde Verständnis und erlaubte wenigstens einige sinnvollen Maßnahmen der privaten und öffentlichen Hygiene.

Ihr Bericht aus Moskau ist auffallend harmlos, gemessen an den Ereignissen, die die Stadt während der Epidemie erschütterten. Der Historiker Theodor Schiemann beschreibt in seiner *Geschichte Russlands unter Kaiser Nikolaus I.* haarsträubende Zustände. In Moskau hatte der Kriegsgouverneur Fürst Golitzyn in einem Schnellschuss die Bauern der Umgebung vom Markt ausgesperrt und in ein wirtschaftliches Desaster gestürzt. Zahlreiche Prozessionen erregten die Gemüter. In jeder Erkrankung schien die Cholera zu stecken, Betrunkene wurden verdächtigt und gewaltsam ins Hospital gesteckt. Ein Gerücht ging um, man würde die Erkrankten lebendig begraben. Innerhalb von zwölf Tagen verließen 60 000 Bewohner die Stadt, und die Arbeiter kehrten in ihre Herkunftsdörfer zurück. Der Zar kam nach Moskau, und die Lage verschlechterte sich weiter »infolge des servilen und gewissenlosen Eifers der Beamten, die ihre Verdienste durch Übertreibung der Gefahr wie der

Erfolge beweisen wollten«.[17] Während des neuntägigen Aufenthaltes des Zaren wurde Moskau vollständig abgeriegelt und die Versorgung konnte nur durch die Bestechlichkeit der Beamten aufrecht erhalten werden. Das Räuchern mit Teer und brennenden Müllhaufen verpestete die Luft. Der Zar trug nichts zur Lösung bei, sondern war ein Teil des Problems. Er erließ überstürzte Anordnungen, die die Verantwortlichen entsetzten. Es sollten alle 20 Stadtviertel Moskaus voneinander durch Kordons getrennt werden, was die Versorgung der Bevölkerung gefährdete und praktisch unausführbar war und deshalb vom Fürsten Golitzyn mit allen Mitteln bis zum Ausbruch des Winters und dem Nachlassen der Epidemie verzögert wurde. Der Zar degradierte einen für seinen unermüdlichen Einsatz bekannten Oberarzt eines Krankenhauses zum Feldscher, weil unter seiner Führung der höchste Anteil an Cholera-Kranken verstorben war. Das führte dazu, dass die Ärzte Todesfälle nicht mehr meldeten, um nicht auch degradiert zu werden. Des Weiteren verfügte Nikolaus I., alle in den Moskauer Läden vorhandene Waren mit Chlor zu besprühen. Der Befehl wurde nicht ausgeführt. Die Kaufleute wären ruiniert gewesen. Schlimme Auswirkungen hatte die Bestechlichkeit auf allen Ebenen. Die Dragoner an den Absperrungen brandschatzten die Bauern. Popen kassierten für Besuche mit dem von ihnen gestreuten Gerücht, dass die Cholera verschwinde, wenn die Mutter Gottes die Stadtviertel bereise. Die Polizei entließ aus Hospitälern die nicht an Cholera Erkrankten nur gegen Bezahlung. Apotheker, die zur Unterstützung die Dörfer bereisten, ließen sich Therapieerfolge aus gesunden Dörfern von den Bauern mit der Ankündigung bescheinigen, dass schwer betroffene Dörfer von Abgaben und Spanndiensten befreit würden. Die Reise des für die Maßnahmen gegen die Cholera Verantwortlichen Innenministers Sakrewski hat überall nur Chaos hinterlassen, und das Abflauen der Epidemie hat er sich als Erfolg zugeschrieben.

Die drastischen Schilderungen lassen erahnen, wie dünn das Eis war, auf dem die Zahlenangaben über Erkrankte und Tote basierten. Wenn die Verantwortlichen nur darauf aus waren, sich gegenüber einer despotischen Regierung, die einen jederzeit der Existenz berauben konnte, ins rechte Licht zu setzen, dann sind Zahlen über Heilungserfolge nicht zu gebrauchen, dann sind auch Erkrankungszahlen und selbst die der Cholera-Toten mit Vorsicht zu genießen. Vielleicht gehören die genannten Zahlen aus den Moskauer Krankenhäusern, in denen keiner aus dem Pflegepersonal gestorben war, in diese Kategorie Selbstschutz vor Despotie, während die Häuser mit sechsfacher Sterblichkeit die Realität in allen Häusern abbilden. Wer kann das wissen?

Gaimard und Gérardin lassen acht Mediziner aus Astrachan zu Wort kommen, die in einem Brief an den Medizinischen Rat von Moskau beteuern, dass weder Sachen noch Handelsware, noch Individuen die Cholera verbreiten können. Sie bescheinigen sich selbst Unvoreingenommenheit. Kein Vorurteil, keine vorherrschende Meinung habe sie zu dieser Einschätzung gebracht, sondern nur das, was sie selbst oder andere beobachtet haben. Dann liefern sie Beweise für die Nicht-Kontagiosität der Cholera, darunter den eines Kriegsschiffes, auf dem die Cholera 100 Werst (107 km) südlich von Astrachan flussabwärts ausgebrochen war. Es war auf der Insel Sara in der Wolga an Land gegangen war, einem Ort, der noch nicht von der Cholera betroffen war. Das Schiff wurde in die Quarantäne von Sidlitz auf dem westlichen Ufer geschickt, und kein einziger Fall wurde in Astrachan verzeichnet. Dort trat sie schließlich gleichzeitig und sehr schnell an verschiedenen Orten der Stadt auf. Sie war also nicht durch Fremde eingeschleppt worden. Der erste Kranke war ein Bewohner der Stadt. Die Cholera verschwand ohne jede Quarantänemaßnahme. Während der gesamten Epidemie haben alle Ärzte ohne jede Vorsichtsmaßnahme die Kranken berührt und massiert und oft waren sie von den Ausscheidungen der Kranken bedeckt, und keiner hat die Krankheit nach Hause in die Familien übertragen. Auch alle Hilfskräfte blieben verschont. Die Kommunikation in der Stadt wurde nicht beschränkt, und trotzdem verschwand die Cholera von selbst. Viele Dörfer der Umgebung blieben verschont. Kranke Frauen, die ihre Kinder weiter stillten, übertrugen sie nicht auf die Säuglinge.

Es gibt einen Bericht des Stabsarztes Solomow über die Entwicklung der Cholera in Astrachan, der sie ganz anders erlebt hat. Der Bericht stammt aus einer Sammlung einzelner Beobachtungen und amtlicher russischer Mitteilungen, die von Jeremias Rudolph Lichtenstädt (1792 bis 1849) zusammengetragen worden waren. Lichtenstädt war zum Zeitpunkt der Abfassung seiner Cholera-Schrift im November 1830 praktischer Arzt und Professor der Medizin in St. Petersburg.[18] Er selbst zählte sich zu denen, die zu Beginn der Epidemie in Russland vom miasmatischen Charakter der Cholera ausgegangen waren. In ihrem weiteren Verlauf neigte er immer mehr der Ansicht zu, dass die Cholera nun kontagiös geworden sei, ohne ihre grundsätzlich miasmatischen Ausbreitungswege durch die Luft gänzlich zu verlieren. Stabsarzt Somolow hält die Einschätzung dieser acht Ärzte aus Astrachan, die Cholera sei durch die Luft aus Persien in ihre Stadt gelangt für naheliegend, aber zu schlicht, vor allem, weil nicht nachgeforscht werden kann.[19] Er hätte auch sagen können, die Miasmatiker machen sich es zu einfach, oder sie sind denkfaul. Solomow stellt Fragen, die ihre Argumentation entzaubern und ihre Schwächen offenlegen:

Warum hat die aus Persien kommende Luftschicht die dazwischenliegende Orte vermieden und hat ein Schiff ergriffen, das aus Baku gekommen war, wo die Krankheit schon herrschte? Warum hat diese Luft nicht auf einmal die Menschen ergriffen, sondern war in den ersten Tagen nur bei einer geringen Zahl von Menschen innerhalb der Stadt und nicht in den nahegelegenen Gärten, Niederlassungen und Vorwerken aufgetreten? Warum verbreitet sich diese Luft vorzugsweise entlang der Heerstraßen und folgt den Leuten, die aus angesteckten Orten kommen? Wie hat die verdorbene Luft sich vergangenes Jahr von Indien nach Orenburg verbreitet, und warum ist sie dort stehen geblieben?

Dann geht es Schlag auf Schlag. Solomow nennt die Ausbreitungsorte rund um Astrachan und solche, die nach Quarantänemaßnahmen nicht betroffen waren. Er verfolgt die Bewegung einzelner Menschen, die erkrankt waren und die Vergeblichkeit der Kalmüken, sich durch Flucht und Zurücklassen der Kranken zu retten. Er nennt viele Beispiele, wo in gemeinsamen Haushalten eine Person nach der anderen erkrankten, bis zu acht Personen aus einer Familie, und er bezeichnet die häufig wiederholte Behauptung, Sanitätspersonal und Ärzte hätten sich nicht angesteckt, als Lüge (»unrichtig«). Drei der Ärzte aus Astrachan erkrankten schwer, andere hatten leichtere Symptome. Die Leichenöffnungen ohne Ansteckung der Ärzte beweisen nichts, denn es wurden nur zwei vorgenommen, und zwar von Lehrlingen, von denen einer erkrankte. Bei einer Sektion war Solomow dabei. Vom Dienstpersonal im Krankenhaus starben sehr viele, kaum einer blieb von der Krankheit verschont.

Der Bericht der acht Ärzte aus Astrachan an die Kommission in Moskau und die persönlichen Beobachtungen des Stabsarztes Solomow scheinen von zwei völlig verschiedenen Orten zu handeln, so weit liegen sie auseinander. Nicht einmal die Fakten stimmen überein. Auf welchen der beiden Berichte kann man sich verlassen? Haben die acht Ärzte beschönigt, um ihre Inaktivität vor der Medizinalbürokratie zu verbergen? Sind die so verschiedenen Fakten und Einschätzungen Ausdruck der zugrunde liegenden theoretischen Auffassungen? Die Ärzte aus Astrachan waren ganz offensichtlich Miasmatiker, Solomow Kontagionist mit der Nase eines Spürhundes, der sich durch den Geruch der umgebenden Luft nicht von seiner Fährte ablenken lässt. Er war mit seiner Auffassung nicht allein. Lichtenstädt lässt auch den Pfarrer von Saratov zu Wort kommen. Er beschreibt aus eigener Anschauung, wie die Cholera sich, von Astrachan kommend, wolgaaufwärts verbreitete. Und »eine solche Krankheit soll nicht ansteckend sein?«[20] Eine unsägliche Mischung aus theoretischen Voerannahmen, behördlichen Zwängen, persönlichen Rechtfertigungen und diffusen Ängsten vor staatlicher Willkür und Angriffen der Bevölkerung haben ausgereicht, um der Unsicherheit in der wissenschaftlichen Bewertung auch noch die Verfälschung der Wirklichkeit zum eigenen Schutz hinzuzufügen.

Es war nicht der Bericht des Stabarztes, der der französischen Kommission vorlag, es war der offizielle Bericht der acht Ärzte aus Astrachan, den sie ihrer Einschätzung zugrunde legten und für so wichtig hielten, dass sie ihn nach ihrer Reise in den Abschlussbericht eingefügt haben. Sie konnten ihn nicht überprüfen, haben ihn übernommen wie geliefert und zur Grundlage ihrer Empfehlung an die französischen Gesundheitsbehörden gemacht.

Was sollte man solchen sich schon in den Fakten widersprechenden Berichten entgegensetzen? Weitere Beobachtungen. Das jedenfalls war das übliche Verfahren, mit dem die Anhänger der beiden Schulen, Kontagionisten und Miasmatiker, die Argumente der Gegenseite auszuhebeln versuchten. Die Berichte aus Orenburg zum Beispiel, nahe an der Grenze zu Kasachstan, das als Außengrenze zu Innerasien gegründet worden war und von angesiedelten Kosaken gehalten wurde. Auch sie hat Lichtenstädt veröffentlicht.[21] Sie liefern zahlreiche Hinweise auf eine Verbreitung durch Ansteckung, zeigen aber auch das Dilemma, wenn die Ärzte die Ausbreitungswege der Cholera entlang der beiden fiktiven Begriffe einzuordnen versuchen. Die Lage des Ortes, die Zusammensetzung der Bevölkerung in ihren erbärmlichen Behausungen aus modrigem Holz, der Durchzug von Karawanen und nomadisierenden Klans macht es nahezu unmöglich, die einzelnen Aspekte voneinander zu trennen und zu bewerten. In den *Antworten der Orenburg'schen Ärzte an den Rath der Kasan'schen Ärzte, auf die Fragen über die Cholera* werden die örtlichen Bedingungen beschrieben:

»Die Lage der Stadt Orenburg in einer weit verbreiteten und ganz offenen Ebne, auf einem trockenen lehmig – sandigem Boden, am hohen Ufer des Urals, von dessen reinem, hellem Wasser alle Einwohner ohne Ausnahme Gebrauch machen, bietet auf dem ersten Anblick gar keine örtlichen Ursachen dar, die zur Entwicklung einer solchen Epidemie Veranlassung geben könnten, als da sind: Wälder, Sümpfe, stehende und faulende Wässer«.[22] Aber vor dem Ausbruch gab es nach einer zweimonatigen Dürre eine kalte Witterung mit ununterbrochenen Regengüssen, und die Bevölkerung hat sich von wässrigen Früchten, Melonen, Wassermelonen und Gurken ernährt. Die Cholera brach Anfang September 1829 allerdings erst »nach klaren und warmen Tagen mit kalten Nächten, bei hohem Stande des Barometers« aus. Es wurde halbherzig eine Quarantäne für Ein- und Ausreisende von sieben Tagen eingerichtet und Orenburg »militärisch umschlossen«. Die Unwirksamkeit der Quarantäne wurde vermutet. »Diese Krankheit, den von ihr ergriffenen Ort verlassend, geht ohne alle Gemeinschaft auf eine weite Entfernung über, und lässt auf ihrer Reise grosse Ortschaften unversehrt«. Andererseits fiel auf, dass sich die Cholera von Orenburg aus immer entlang der großen Heerstraßen ausbreitete und abseits gelegene Dörfer verschonte, was als Beweis für Ansteckung gewertet wurde. Unter den 11 000 Einwohnern der Stadt waren 6000 Soldaten, darunter »1000 irreguläre Krieger (Kosaken, Baschkiren, Teptären und Kalmüken)«, von denen 78 starben. Wenn die Cholera durch die Luft verbreitet worden wäre, müssten auch Orte abseits der Heerstraße Cholera-Fälle gemeldet haben. Die oberen Behörden sahen sich nicht in der Lage, eine Entscheidung zu treffen.

Woher war die Cholera gekommen? Zwei Möglichkeiten wurden diskutiert: Entweder war sie »auf Veranlassung verschiedener örtlicher Ursachen und einer Veränderung im Luftkreise« entstanden oder »durch die an der Ural'schen Linie weidenden Kosaken«. Ausgeschlossen wurde, dass sie durch eine Karawane eingeschleppt worden ist, die im Juli aus Buchara gekommen war. Karawanen waren bis zu 90 Tagen unterwegs, ein Transport der Cholera durch Mensch und Ware daher unwahrscheinlich. In späteren Berichten wurde diese Einschätzung relativiert. Die Cholera war erst aufgetreten, nachdem im Sommer die Handelsverbindungen wieder aufgenommen worden waren, und man hatte die Beobachtung gemacht, »dass die Asiaten überhaupt, besonders aber die Kirgisen, die Gewohnheit haben, die Leute, welche an ansteckenden Krankheiten leiden, von sich zu entfernen, zumal zu der Zeit, wo sie von der Achtsamkeit von Seiten der Behörden Nachricht erhalten«.[23] Diese mobilen Steppennachbarn trieben unkontrollierten Handel über die persische Grenze hinweg. Egal aus welcher Richtung die Krankheit gekommen sein mag, »sie muss sich immer den Kirgisen mitteilen«. Die Bucharen versuchten die Behörden durch ein »keckes Verfahren« in die Irre zu führen. Sie kauten in ihrer Anwesenheit Baumwolle, um zu beweisen, dass ihre Ware unschädlich ist. Auch war es so, dass erste Krankheitsfälle in den Dörfern oft nicht gemeldet wurden.

Die meisten Orenburger Ärzte waren der Ansicht, dass die Cholera ansteckend ist. Zu oft hatten sie erlebt, wie Familienangehörige erkrankten, oder die direkte Nachbarschaft betroffen war. Sie hatten gesehen, wie Reisende aus gesunden Orten nach ihrer Ankunft in Orenburg erkrankten und wie ein einziger von außen ankommender Kranker in einem bisher gesunden Dorf die Cholera ausgelöst hatte. »Aber dieses allmälige Fortschreiten der Cholera in Orenburg, die wunderlichen Umstände der Verbreitung im Bezirke, wo die Krankheit mit Uebergehung der nächsten Orte, sich auf entfernte warf, bleibt unerklärlich«.[24]

Die Berichte aus Orenburg machen vor allem deutlich, wie diffus das Eindringen der Cholera erlebt wurde und wie gewitzt sich die teilweise noch nomadisierende Bevölkerung den mit tiefem Misstrauen begegneten russischen behördlichen Maßnahmen entzog. Das war natürlich auch für die Erfassung der Kranken oder die Feststellung des erstmaligen Auftretens einer Erkrankung ein unüberwindliches Hindernis. Sie hatten deshalb bis auf den »Militärstand« keine Zahlen. Eine wissenschaftlich verwertbare Statistik setzt die Mitarbeit der Bevölkerung voraus. Davon konnte in ganz Russland keine Rede sein.

Auf der weiteren Inspektionsreise der beiden französischen Ärzte über Dorpat und Riga nach Berlin hatten ihnen alle lokalen Verantwortlichen versichert, dass nach der Aufhebung der Quarantänemaßnahmen keine Verstärkung der Cholera beobachtet wurde. Sie belegen das mit zahlreichen Beispielen. Für sie besonders auffallend: Auf den Booten, die, von Smolensk kommend, die Düna hinabfahren, gab es keinen einzigen Cholera-Fall, obwohl die Bootsführer schlecht genährt waren und große Mengen Branntwein tranken, und als die Cholera in Riga ausbrach, waren die ersten Betroffenen keine Fremden, sondern Bewohner Rigas.

Sie beschlossen, den Rückweg über Berlin und Breslau nach Wien zu nehmen, um die Wirksamkeit von Quarantänemaßnahmen genauer unter die Lupe zu nehmen. Preußen hatte nach einem Großversuch mit einem militärischen Sanitätskordon aus 60 000 Mann »prophylaktischer Bajonette«[25] an den Grenzen zu Russland und Polen am 12. September 1831 die strengen Sperren aufgehoben und bei Einreise über die Elbe nur noch in Einzelfällen eine fünftägige Quarantäne aufrecht erhalten. Die strengen Maßnahmen hatten nicht verhindern können, dass die Cholera bis Berlin vorgedrungen ist. Sie blieb allerdings auf die Stadt beschränkt, und niemand konnte sich aus ihrem unregelmäßigen Vordringen in Preußen und im Berliner Stadtgebiet einen Reim machen.

Am Beispiel von Breslau, einer Stadt mit 90000 Einwohnern, diskutieren sie die Wirksamkeit von Quarantänemaßnahmen genauer. Breslau etablierte eine strikte 20-tägige Quarantäne, von der sie sagen, dass sie anderen Nationen als Modell dienen könnte. Aber auch hier war der Ausbruch der Cholera nicht zu verhindern. Sie traf als erste eine ärmliche Frau von 36 Jahren, die niemals Breslau verlassen hat und nicht auf dem Markt gewesen war, aber sie hatte schon zwölf Tage vorher unklare Symptome des Unwohlseins. Weitere Cholera-Fälle gab es 15 bis 20 Meilen entfernt irgendwo in Oberschlesien. Die beiden Ärzte notierten nicht die genaue Lage dieser Orte. Es wäre interessant gewesen zu erfahren, ob sie wie Breslau an der Oder liegen. Innerhalb weniger Tage erkrankten 71 Bewohner Breslaus, 35 starben. Letztlich waren es 1273 Cholera-Kranke, und 682 waren gestorben. Auch hier erkrankten in einer Garnison mit 4000 preußischen Soldaten nur 36, was sie auf die gute Hygiene unter den Soldaten zurückführten. Am stärksten betroffen waren die Vororte an der Oder. Sie lagen tief, waren feucht und wurden von zwei stagnierenden, sumpfigen Wasserläufen durchzogen. Dort gab es schon immer Wechselfieber (Malaria). Und dort hatte die erste Cholera-Kranke gewohnt. 14 Tage vor Ausbruch war das gesamte Viertel von der Oder überschwemmt worden. Die Kommission sah in dieser Umgebung und den desolaten Lebensbedingungen der arbeitenden Bevölkerung die Ursache für den Ausbruch der Cholera. Es werden die Dörfer aufgezählt, die trotz intensiver Kommunikation mit Breslau fast alle ohne Cholera-Fälle geblieben waren. Hätte es noch einen Sanitätskordon gegeben, hätte man den Erfolg diesem zugeschrieben.

In Wien ist die Cholera von jetzt auf gleich geradezu explodiert. Innerhalb eines Tages, am 14. September waren 41 erkrankt, 17 von ihnen starben fast sofort. Am Tag darauf waren es 139, von denen 64 innerhalb von 24 Stunden starben. Die Bevölkerung glaubte daher, dass die Krankheit nicht von außen gekommen, sondern wie ein gewalttätiges Gewitter an einem Punkt niedergegangen war und die Umgebung verschonte. Die weitere Ausbreitung war so, dass keine Regeln aufgestellt werden konnten: Sehr schnell wurden die umliegenden Quartiere befallen, um dann vor Simmering, Ebersdorf und Erdberg Halt zu machen. In Ungarn brach die Cholera jenseits des Kordons aus, ohne dass Orte dazwischen betroffen waren. Die Wiener Regierung machte deshalb schon nach 14 Tagen

Schluss mit den teuren und ineffizienten Maßnahmen der Abschottung und konzentrierte sich auf lokale Maßnahmen.

Der folgende Fall ist interessant, weil er sich in einem eng begrenzten Flussgebiet abspielte, wo die Traun und die Enns unterhalb von Linz kurz nacheinander in die Donau münden, die im Linzer Becken durch eine ausgedehnte Auenlandschaft in einer breiten Schotterebene mäandert und nach Hochwasser große Mengen Schlamm zurücklässt. Anfang Oktober war ein Soldat von seiner Garnison in Enns, wo er sechs Monate stationiert war, mit seiner Kompanie 15 Kilometer nach Wels marschiert und hatte dort die Cholera ausgelöst. Die beiden Franzosen waren vor Ort und haben sich den Fall dieses Soldaten von zwei Ärzten in Wels schildern lassen und die Örtlichkeiten besichtigt. Am 1. Oktober kampierte die Kompanie nachts am Mühlbach in Wels, einem kleinen Nebenfluss der Traun, der fast parallel zu ihr in einem gemeinsamen Tal durch Wels mit seinen 4000 Einwohnern fließt. Am 3. Oktober um 10 Uhr wurde der Soldat cholerakrank und starb um 19:30 Uhr abends. Alle, die in der Folge krank wurden, wohnten in der dem Mühlbach benachbarten Straße. Am 31. Dezember war die Cholera erloschen. Alle Kranken waren zuhause versorgt worden. Linz, vier Meilen von Wels, blieb trotz weiter bestehender Kommunikation zwischen den Orten verschont. Soweit ihr Bericht, der viele Fragen offen lässt. Was sie nicht sagen: Linz liegt oberhalb des Einflusses der Traun in die Donau und Enns, woher der Soldat gekommen war, unterhalb. Wir erfahren auch nichts über eventuelle weitere Erkrankungen der Kompanie und über den Marsch, der rund zehn Stunden dauert und ohne Zwischenstopp kaum möglich war. Wir erfahren nicht, dass Enns cholerafrei war und blieb und vier Dörfer der Umgebung von Wels einige wenige Cholera-Fälle zu verzeichnen hatten, was Carl Zeller in einer zeitgenössischem Studie über die epidemische Cholera in Wien und Brünn berichtet.[26]

Die Straße am Mühlbach war eine breite Chaussee, die Hauptstraße nach Linz. Betroffen waren nur Häuser auf der Seite des Mühlbachs, von denen einige übersprungen wurden, während die gegenüberliegende völlig frei geblieben war. Und in den Häusern mit Cholera-Kranken waren es nur fünf im zweiten Stock, die übrigen wohnten ebenerdig in niedrigen und schlechten Wohnungen. »Sie waren meist aus dem armen Stande, Taglöhner, Wäscherinnen, Dienstboten«. Man wusste auch, »daß in den Wohnungen, wo mehrere nacheinander erkrankten, dieses mehrmals in demselben Theile des Zimmers, auf derselben Stelle geschah, wo der erste erkrankt war, und obgleich man das Bett sorgfältig gereinigt, das

Bettstroh entfernt hatte etc. An andern Theilen des Zimmers, wo ebenfalls Bettstätten waren, blieben die Leute verschont, oder erkrankten erst später«. Aber auch hier keine Bemerkung zum Mühlbach als Trinkwasserlieferant oder zur Sauberkeit des Mühlbachs, in dem die Wäscherinnen ihre Arbeit erledigt haben dürften.

Alle diese Zeichen für eine direkte Ansteckung bei engem Kontakt waren der französischen Kommission auf ihrem Schnelldurchlauf entgangen. Sie hatten sich anscheinend längst aus der hüpfenden Ausbreitung der Cholera den Reim einer örtlichen Entstehung gemacht, bei der mangelnde Hygiene den Ausschlag gab. Das unkalkulierbare Vordringen der Cholera brachte sie auf die Idee von Karten, die nicht die Wege der Ausbreitung verzeichnen sollten, sondern nur die von der Cholera betroffenen Orte, mit den Daten ihres Beginns und Endes, um nicht einen Ausbreitungsweg zu konstruieren, den es gar nicht gibt. Das sei einfacher und wahrer, »als die Krankheit auf Reisen zu schicken«.[27] So könne man etwas über die freien Intervalle zwischen den verschiedenen Ausbrüchen erfahren und vielleicht das verblüffende Phänomen eines erneuten Ausbruchs an Orten erklären, die schon betroffen gewesen waren.

Die beiden Ärzte waren gegen Ende ihrer Inspektionsreise also der Meinung, dass die Cholera lokal entstehe und lokal bleibe und eine Ausbreitung über weite Strecken eher die Ausnahme darstelle. Sie haben sich berichten lassen, dass deutsche Kolonien in Galizien ausgespart blieben, während die nahe gelegenen polnischen schwer betroffen waren, und selbst als sie auf einigen Märkten grassierte, blieben deutsche Ansiedlungen in der Umgebung verschont. Dasselbe Muster haben sie auch über Ungarn und Böhmen erfahren und die saubere Lebensart deutscher Siedlungen hervorgehoben. Die wahren Mittel, die Cholera zu vermeiden, lägen also in der Verbesserung der sozialen Bedingungen und der Durchsetzung von Hygiene. Der Einsatz von Chlor sei kontraproduktiv und führe nur dazu, sich vermeintlich sicher zu fühlen und die übrigen Maßnahmen zu vernachlässigen. Nach seitenlangem Bericht über verschiedene Behandlungsmethoden schildern sie eine spontane Reaktion der Kranken, die den ärztlichen Behandlungsversuchen mit heißen oder kalten Bädern, Schwitzkuren und Aderlass Hohn spricht. Die Kranken wollen nur noch trinken, trinken, trinken, kaltes Wasser am besten ohne jede Zutat und Eislutschen. Das haben die Ärzte von ihnen in Wien gelernt. Instinkt der Kranken, sagen die Autoren zurecht.

Die Kommission reiste unter strikter Vermeidung des polnisch-russischen Kriegsschauplatzes von Moskau aus über Twer, Nowgorod,

Petersburg, Kronstadt, Reval, Narva, Dorpat, Riga, Mittau, Polangen (Palanga), Memel, Königsberg, Elbing, Küstrin, Berlin, Frankfurt/Oder, Breslau, Oppeln, Ratibor, Troppau, Ölmütz, Brünn, nach Wien und über München, Frankfurt/Main und Straßburg zurück nach Paris. Der Umweg, den sie machten, hatte viel Zeit gekostet. Aus Straßburg berichteten sie am 18. Februar 1832. Der erste Cholera-Fall in Paris wurde am 26. März gemeldet. Fast wäre die Cholera schneller gewesen als die Kommission. Am 3. April gaben sie der *Académie royale de Médicine* einen detaillierten Bericht, der am 5. Mai veröffentlicht wurde. Da war es zu spät, um noch Maßnahmen der öffentlichen Hygiene einzuleiten, die die Kommission empfohlen hatte.

Heinrich Heine in Paris saß mittendrin im Desaster, als die Cholera unter den mehr als einer Dreiviertelmillion Einwohnern geradezu explodierte. Für die *Augsburger Allgemeine Zeitung* beschrieb er am 19. April die Atmosphäre einer Stadt im Ausnahmezustand und die Epidemie auf ihrem Höhepunkt.[28] Eine Gesellschaft war aus dem Gleichgewicht geraten, im Wahn gefangen, gewalttätig oder lethargisch geworden. Reiche verließen Paris und begaben sich auf ihre Landsitze, und Lumpensammlerinnen hielten trotz der Gefahren am althergebrachten Recht ihres Handels fest. Grassierende Verschwörungstheorien der politischen Parteiungen und ängstliche Nahrungsverweigerung in den Bürgerhäusern. Trostlos die Leichenwagen im Stau:

»Wo man nur hinsah auf den Straßen, erblickte man Leichenzüge oder, was noch melancholischer aussieht, Leichenwagen, denen niemand folgte. Da die vorhandenen Leichenwagen nicht zureichten, mußte man allerlei andere Fuhrwerke gebrauchen, die, mit schwarzem Tuch überzogen, abenteuerlich genug aussahen. Auch daran fehlte es zuletzt, und ich sah Särge in Fiakern fortbringen; man legte sie in die Mitte, so daß aus den offenen Seitentüren die beiden Enden herausstanden. Widerwärtig war es anzuschauen, wenn die großen Möbelwagen, die man beim Ausziehen gebraucht, jetzt gleichsam als Totenomnibusse, als omnibus mortuis, herumfuhren und sich in den verschiedenen Straßen die Särge aufladen ließen und sie dutzendweise zur Ruhestätte brachten.

Die Nähe eines Kirchhofs, wo die Leichenzüge zusammentrafen, gewährte erst recht den trostlosesten Anblick. Als ich einen guten Bekannten besuchen wollte und eben zur rechten Zeit kam, wo man seine Leiche auflud, erfaßte mich die trübe Grille, eine Ehre, die er mir mal erwiesen, zu erwidern, und ich nahm eine Kutsche und begleitete ihn nach Père Lachaise. Hier nun, in der Nähe dieses Kirchhofs, hielt plötzlich mein Kutscher still, und als ich aus meinen Träumen erwachend mich umsah, erblickte ich nichts als Himmel und Särge. Ich war unter einige hundert Leichenwagen geraten, die vor dem engen Kirchhofstore gleichsam Queue machten, und in dieser schwarzen Umgebung, unfähig mich herauszuziehen, mußte ich einige Stunden ausdauern … Manchmal jedoch, wenn die Trauerpferde an den Leichenwagen sich schaudernd unruhig bewegten, wollte es mich bedünken, als regte sich die Ungeduld in den Toten selbst, als seien sie des Wartens müde, als hätten sie Eile, ins Grab zu kommen; und wie nun gar an dem Kirchhofstore ein Kutscher dem andern vorauseilen wollte und der Zug in Unordnung geriet, die Gendarmen mit blanken Säbeln dazwischenfuhren, hie und da ein Schreien und Fluchen entstand, einige Wagen umstürzten, die Särge auseinanderfielen, die Leichen hervorkamen: da glaubte ich die entsetzlichste aller Emeuten zu sehen, die Totenemeute …«

An einem einzigen Tag, am 14. April, auf dem Höhepunkt der Epidemie, starben 7000 Menschen, insgesamt waren es bis zu ihrem Erlöschen am 30. September 18402 bei einer Einwohnerzahl von etwas mehr als 785000.[29]

Cholera auf See: die französische Marine und ihr Stützpunkt Toulon

Gaimard und Gérardin waren wohl nicht zufällig gerade zu dem Zeitpunkt in Kronstadt, als die russische Mittelmeerflotte eintraf, die an der Schlacht von Navarino teilgenommen hatte. Informationen über den Zustand der Flotte waren sicher erwünscht. Das gemeinsame Vorgehen von Briten, Russen und Franzosen gegen die Osmanen war bereits Geschichte, und Frankreich, das kurz vor der Julimonarchie von 1830 Algier besetzt und mit kolonialen Eroberungen begonnen hatte, und England, das den Russen jetzt den Zugang zum Mittelmeer blockieren wollte, waren nicht mehr an einer Zusammenarbeit interessiert. Der in Toulon an der medizinischen Marineschule ausgebildete Gaimard war genau der Richtige für diese Inspektion, und er war derjenige, der während der Reise die Verbindung zum Chef des *Service de santé de la Marine*, Kéraudren, aufrecht erhielt.

Im Mittelmeer war die französische Marine erstmals 1821 mit Cholera in Kontakt gekommen, als sie sich über den Nahen Osten bis an die Küste Syriens ausgebreitet hatte und die Handelsrouten und Bewegungen der Kriegsschiffe bedrohte.[30] In Syrien »antichambrierte« sie, wie das ein Beobachter ausdrückte, um im September 1831, als die französische Kommission in St. Petersburg weilte, in Ägypten durch die Mekkapilger mit aller Gewalt zuzuschlagen. Sie ergriff auch die Besatzung der Luxor, ein eben erst in Toulon fertiggestelltes Spezialschiff zum Transport des Obelisken von Luxor nach Paris. Zwölf der Besatzungsmitglieder erkrankten, aber keiner starb, während in dem 800 Einwohner Dorf Luxor bei Theben ca. 100 der Cholera erlagen. In ganz Oberägypten sollen es 150000 gewesen sein. Justin-Pascal Angelin, der Chirurg auf der Luxor, die nicht im Geschwader, sondern alleine unterwegs war, praktizierte an Bord die von der Marine empfohlenen Hygienemaßnahmen mit dem Ziel, einen vermuteten Krankheitsherd auszuschalten. Für die französische Marine waren die Erkrankungen auf der Luxor ein gefährliches Signal. Nach Toulon kam die Cholera erstmals per Schiff aus Lissabon. Dort war sie am 12. April 1833 ausgebrochen.

Sie war wahrscheinlich durch britische Kriegsschiffe nach Portugal gelangt, wo die mit 60 Kanonen bestückte französische Fregatte *Melpomène* und 300 Mann Besatzung seit Anfang Juni am Tejo in Lissabon vor Anker lag und die dort ebenfalls ankernden britischen Schiffe schon Cholera-Kranke hatten. Ihre Anwesenheit kann man als späten Reflex der Pariser Julirevolution von 1830 sehen, die die liberalen Kräfte in Portugal gestärkt und sie mit Hilfe britischer und französischer Flottenunterstützung gegen den reaktionären König Miguel I. an die Macht brachte. Am 30. Juni schlug die Cholera auch auf der *Melpomène* zu. Innerhalb weniger Stunden erkrankten mehrere Seeleute, nach drei Tagen waren es schon 50, von denen 18 starben. Kommandant Moulac ließ am 2. Juli alle Kranken in Lissabon an Land bringen, wo sie im Hospital der französischen Kirche Saint Louis von zwei spanischen Ärzten unter Assistenz zweier Ärzte der *Melpomène* behandelt wurden. Am 3. Juli verließ das Begleitschiff *Ceres*, eine Fregatte mit 30 Kanonen und 441 Mann Besatzung, ebenfalls den Kai, nachdem der erste Fall von Cholera aufgetreten war. Zwischen der *Melpomène* und der *Ceres* hatten intensive Kontakte bestanden. Es nützte nichts. Die Cholera wütete an Bord und zwang die *Ceres* wieder an Land.

Die *Melpomène* kehrte nach Toulon zurück. Auf der zweitägigen Überfahrt erkrankten weitere neun Besatzungsmitglieder, sieben starben. Obwohl die verbliebenen Kranken nach Landung in Toulon am 12. Juli 1833 sofort ins Lazaret St. Mandrier verbracht wurden, gab es an Bord drei neue Erkrankungen mit tödlichem Ausgang, diesmal aber nicht unter der Mannschaft, sondern unter den an Bord gebrachten sechs Sanitätswachen und einen Krankenwärter des Lazaretts, der einen der Betroffenen gepflegt hatte. Das Schiff wurde geräumt, die Ausrüstung nach gründlicher Wäsche ins Lazarett gebracht, die *Melopème* drei Mal unter Wasser gesetzt und desinfiziert.[31] Die *Melpomène* wurde erst Mitte August wieder in Dienst gestellt, und die Besatzung blieb gesund. Die Cholera hat sich auch nicht über das Lazarett hinaus ausgebreitet. Toulon wurde erst zwei Jahre später, am 20. Juni 1835, von der Cholera heimgesucht, nachdem sie Anfang Dezember 1834 in Marseille aufgetreten war. Zu Beginn des Sommers war die gesamte französische Mittelmeerküste betroffen. Im Verlauf des Jahres 1835 war auf zahlreichen Schiffen der französischen Kriegsmarine Cholera aufgetreten. Zuletzt waren alle Schiffe eines Geschwaders an der Costa Brava bis auf eine Korvette mit dem Ausbruch von Cholera an Bord konfrontiert.

Benoît Pouget hat die Korrespondenz der Kapitäne ausgewertet, die verzweifelt versuchten, der Cholera Herr zu werden. Sie deponierten die Kranken an Land, kreuzten einige Tage vor dem Hafen und waren dann doch gezwungen, zurückzukehren, weil die Cholera an Bord nicht erloschen war und immer wieder neue Fälle auftraten. Die Verluste waren erheblich. Einige Schiffe wurden erst cholerafrei, nachdem sie vollkommen entladen, alle Besatzungsmitglieder und die mitfahrenden Truppen an Land gebracht worden waren und das Schiff desinfiziert und gekalkt worden war: das Schiff als isoliertes Versuchslabor. Einer der Kapitäne konnte mit Sicherheit ausschließen, dass die Luft bei der Übertragung eine Rolle spielt, ein anderer bemerkte, dass eine Wäscherin an Land, die die Wäsche von Cholera-Kranken des Schiffs gewaschen hatte, für den Keim der Cholera im Hafen verantwortlich war, die sich dann schnell ausbreitete.

Die genauen Untersuchungen der Cholera-Fälle auf den Schiffen der Marine zeichnen ein Bild der Kontagiosität, das sich grundsätzlich von der an Land unterscheidet. Die Cholera hat sich auf den Schiffen ausgebreitet, und alle anderen an Land wirksamen Einflüsse waren naturgemäß ausgeschaltet. Es war eben nicht so, wie in vielen Texten zur Cholera in Toulon beschrieben, als sei trotz des engen Zusammenlebens auf den Schiffen keine Ansteckung erfolgt und Cholera nur ganz vereinzelt aufgetreten. Man kann die Cholera auf Schiffen durch das enge Zusammenleben über eine lange Zeit als Beweis für Kontagiosität anführen. An Land ist das Bild vielfältiger und daher oftmals nicht zu entschlüsseln.

Charles Baudin (1784 bis 1854), der Kommandant der *Triton*, einem Linienschiff mit 74 Kanonen und ca. 400 Mann Besatzung, steuerte eine Beobachtung bei, die mit der These, die Cholera verbreite sich in schlechter Luft, nicht vereinbar war. Sein Brief vom 13. September 1835 aus dem Hafen von Mahon (Maó) auf Menorca wurde am 26. Oktober 1835 in der *Académie des sciences* verlesen:

»Man hatte bemerkt, dass die Cholera im allgemeinen die Klassen, die an der frischen Luft leben und eine geregelte Lebensführung haben, wenig angreift, indem man alle diese Verheerungen der armen Bevölkerung vorbehält, für diejenigen, die an tiefliegenden und feuchten Orten wohnen, wo die Luft nur schwer zirkuliert. An Bord der *Triton*, wo im Gegensatz dazu, die Seuche einen sehr großen Anteil von Offizieren befiel, vier von zehn (der zweite des Schiffes und drei weitere Offiziere); die zweiten Bootsmänner und Quartiermeister, zehn von 40; die Matrosen, zwölf von 48; die Schiffsjungen sieben von 22. Folglich hat sie unter den Klassen gewütet, die an der frischen Luft leben und sich wohl verhalten (...) während weder ein Schüler noch ein erster Bootsmann (die an den wenig belüfteten Stellen im Zwischendeck leben) betroffen waren«.[32]

Diese Information hätte den Miasmatikern unter den Mitgliedern der *Académie des sciences* zu denken geben müssen. Baudin war seit Juni 1835, als die Cholera in Toulon ihren Anfang nahm und ihr in 115 Tagen über 1000 Bewohner zum Opfer fielen, mit der *Triton* zwischen Toulon und Algier hin- und hergependelt. Schiffe, die in Toulon ankamen, hatten drei Möglichkeiten, vor Anker zu gehen: auf der äußeren Reede, einer Reede näher am Hafen und direkt im Hafen. Im umgekehrten Verhältnis zur Entfernung zum Hafen blieben die Besatzungen der größten Schiffe an der äußeren Reede gesund, an der inneren erkrankten wenige, aber auf den Schiffen im Hafen hat die Cholera mit voller Wucht zugeschlagen. Dort stagnierten alle Abwässer der Stadt und verbreiteten im Sommer einen unerträglichen Gestank. Die *Triton* an der inneren Reede blieb nicht verschont. Ein besonderer Fall erregte Aufsehen: Als die Gabarre *Durance*, aus Tarragona kommend, mit gesunder Mannschaft einlief und sie noch keinerlei Kontakt in Toulon aufgenommen oder mit anderen Schiffen kommuniziert hatte, erkrankte ein Matrose an Cholera.[33] Die Inkubationszeit der Cholera beträgt zwei bis drei Stunden bis maximal fünf Tage. Wie lange war die *Durance* unterwegs? Wie lange lag sie ohne Kontakt im Hafen? Wie hat sich der Matrose verhalten? Diese Fragen wurden nicht gestellt. Gabarren sind kleine flussgängige Schiffe mit niedriger Bordkante, ein Kontakt der Besatzung mit dem verseuchten Wasser des Hafens war also sehr wahrscheinlich.

Seit Anfang Juli 1835 wussten die Verantwortlichen von Algier, das noch cholerafrei war, vom Ausbruch der Cholera in Toulon, und sie wussten auch, dass die *Triton* betroffen war. Sie wurde aus dem Hafen entfernt und auf Reede gelegt. Eine siebentägige Quarantäne wurde etabliert, aber nicht konsequent durchgesetzt. Im August schlug die Cholera in Algier im Lazarett und unter 600 Militärsträflingen des Forts Bab-el-Oued zu.[34] Woher sie gekommen war, wusste niemand mehr genau zu sagen, vielleicht aus Oran. Die Kranken von außerhalb wurden in der *Salpétrière* behandelt, in direkter Nachbarschaft zum Hospital von *Dey*. Dort starben alleine im Monat August 208 wegen anderer Gebrechen behandelter Kranker an Cholera.

An der Nahtstelle zwischen Schiff und Hafen treffen zwei ganz unterschiedliche Voraussetzungen für den Verlauf der Cholera aufeinander. Ein Schiff, dessen Besatzung viele Tage oder Wochen wie eine Insel im Meer von äußeren Einflüssen abgeschottet war, trifft an Land auf die chaotischen Aktivitäten ihrer Bewohner, die niemals vollkommen voneinander zu isolieren sind. Entweder waren die Schiffsbesatzungen vor dem Einlaufen gesund und einige von ihnen erkrankten nach Kontakten an Land, oder sie hatten die Cholera an Bord und trafen wie in Algier auf eine noch nicht von der Cholera heimgesuchte Bevölkerung, die den Kontakt teuer bezahlen musste. In dieser Schärfe wurde das Problem nur von einigen Schiffskapitänen erkannt, nicht aber von Beobachtern an Land, die ihrer Arbeit in den Lazaretten der Marine nachgingen. In den Ausdünstungen der Hafenkloaken waren sie in der Regel Miasmatiker.

Auf den Schiffen jedoch herrschte das Regime der Kontagionisten. Die von der staatlichen Sanitätskommission am 18. September 1835 herausgegeben Anweisungen zur Prophylaxe und zum Verhalten auf Schiffen bei Ausbruch von Cholera sind ein Maßnahmenkatalog gegen Ansteckung: Falls an Bord Cholera ausbricht, dürfen die Kranken in einem Zwischenhafen an Land gebracht werden, falls an Land Cholera herrscht, wird das Anlanden untersagt. Es ist für ein sauberes Schiff mit Hilfe von Räucherungen mit Guytonienne (Manganperoxid, Natron und Wasser) und Chlorwasser zu sorgen. Die auf dem Schiff befindliche Mannschaft hat immer Winterkleidung und wollene Hemden zu tragen. Die Cholera-Kranken an Bord sind zu isolieren, der Kapitän hat so schnell wie möglich einen Hafen anzulaufen oder eine verlassene Insel und dort ein Hospital einzurichten. Falls die Cholera trotz dieser Maßnahmen fortschreitet, müssen alle Mann das Schiff verlassen, und nach dem Ende der Epidemie ist das gesamte Schiff einschließlich der Waffen zu entladen und mit Chlorwassser zu reinigen.[35]

Theorieversuche im Beobachtungschaos: Miasma und Kontagion in der Cholera-Zeitung

Es war meines Wissens das erste Mal in Deutschland, dass ein der Aktualität verpflichtetes Periodikum nur für eine einzige Krankheit herausgegeben wurde, die *Allgemeine Cholera-Zeitung. Mittheilungen des Neuesten und Wissenwürdigsten über die asiatische Cholera. In Verbindung mit mehreren in- und ausländischen Gelehrten herausgegeben von Justus Radius* (Band 1 bis 5, 1831 bis 1832). Das allein zeigt schon die überragende Bedeutung dieser Seuche, die Mediziner und Verantwortliche zwang, sich auf den unkalkulierbaren Verlauf einzustellen und Erklärungsmuster für Infektionskrankheiten zu überdenken, die seit den Zeiten der Pest als ausreichend für ihre Bekämpfung angesehen worden waren. Viele Beiträge spiegeln diese fast verzweifelte Suche nach einer Antwort auf die Frage der eigentlichen Ursache der Cholera, nach einem Substrat, das man fassen möchte, um es zu bekämpfen.

Der Herausgeber Justus Radius (1797 bis 1884) war außerordentlicher Professor für Hygiene und Pathologie in Leipzig und praktizierender Arzt und Augenarzt. Die *Allgemeine Cholera-Zeitung* erschien wöchentlich, erstmals am 26. August 1831. Zu diesem Zeitpunkt hatte die Cholera bereits die Grenzen Deutschlands an einigen Punkten überschritten, wie die Redaktion im Vorwort schreibt, und »als literarische Frucht derselben sind nicht nur zahlreiche obrigkeitliche Verordnungen und Rathschläge zur Abhaltung der weiteren Verbreitung dieser furchtbaren Seuche gegeben worden, sondern auch bereits ein Heer ärztlicher Schriften erschienen«. Ein Teil verfolge löbliche Absichten, ein anderer sei nur verfasst, um auf Kosten anderer Geld zu machen, und enthalte nichts als Wiederholungen und erscheine oft unter falschem Namen. Sie wollten die Spreu vom Weizen trennen und gute ausländische Schriften aufnehmen, und sie bitten um gediegene größere und kleinere Beiträge. Die Zeitschrift werde ihr Erscheinen mit dem Ende der Epidemie einstellen.

In der Cholera-Zeitung von 1831 und 1832 taucht mehr als 100 Mal Miasma als ein schillernder Begriff auf, mit dem die unstete Verbreitung der Cholera erklärt werden soll. Er bleibt trotz aller wortreicher Erklärungs- und Definitionsversuche im Ungefähren, wird aber von den jeweiligen Autoren mit dem Brustton der Überzeugung als einzig möglicher

Weg einer Infektion präsentiert. So zeichnet der praktische Arzt und Mitglied des Pestkommites in Wien, Dr. Grohmann, gleich zu Beginn der ersten Ausgabe dieser Zeitung ein Bild der Atmosphäre, in der das Miasma gedeiht:

»Es herrscht ein anomaler Prozeß im tellurischen und atmosphärischen Mischungsverhältnis, und zwar in den untern den Menschen umgebenden Schichten der Atmosphäre. Dieser anomale Prozeß beschreibt um den Erdboden längs feuchter Leiter einen gewissen Cyclus, in dem es Sprünge oder Intervalle in ihm giebt, die uns immer noch nicht alle Hoffnung abschneiden, daß auch der nahe Feind uns verschonen könne ...«.

Das in diesem »anomalen Prozeß« entstandene epidemische Produkt nennt er Miasma. Es entsteht immer neu, wird eigentlich nicht fortgepflanzt, kann sich aber festmachen an Dingen und Menschen. Nur individuelle Fälle machen aus dem Miasma »durch Complizirung oder Metamorphose« ein Kontagium. Die Kordons werden deshalb nichts ausrichten. Grohmann hat in sein Konzept nahezu alles hineingepackt, was als Theorie über die Ausbreitung der Cholera im Schwange war, und damit den Rahmen für die Auseinandersetzung zwischen Kontagionisten und Miasmatikern gesteckt, für eine Auseinandersetzung, die während der Epidemie und noch lange danach nicht entschieden werden konnte.

Wilhelm Gottlieb Tilesius von Tilenau (1769 bis 1857) rezensierte in der Cholera-Zeitung Nr. 108 vom 26. September 1832 eine theoretische Abhandlung des Arztes am Freimaurer Krankenhaus und Garnisonsarztes in Hamburg Heinrich Wilhelm Bueck (1796 bis 1879). Zu diesem Zeitpunkt war die Cholera-Literatur nicht mehr überschaubar. Buecks Buch erhielt die Nr. 425 in den bereits gefilterten Literaturverzeichnissen der Zeitung.[36] Der Rezensent Tilesius war Naturforscher Arzt und Kupferstecher und lehrte 1832 Naturgeschichte, vergleichende Anatomie und Zeichnen naturhistorischer Gegenstände an der Universität Leipzig. Er hat selbst Schriften zur Ausbreitung und Behandlung der Cholera veröffentlicht. Mit Bueck haben wir einen Arzt der Praxis in der 1831 stark mit rund 1000 Erkrankten und 500 Toten betroffenen Hansestadt Hamburg, mit dem Rezensenten Tilesius eher einen Naturwissenschaftler in einem trotz der Messen und der in Halle grassierenden Cholera verschont gebliebenen Leipzig. Es ist eine Wohltat, Buecks Kernthesen nur in einer ausführlichen Rezension zu lesen. Sein Werk hat einschließlich des 15-seitigen Vorworts 379 Seiten. Die Komprimierung schärft die theoretischen Positionen, und Tilesius ist sehr wohl in der Lage, sie zusammenzufassen und ihre Widersprüche aufzuzeigen.

Nach Bueck, so Tilesius, gibt es die »gemäßigten Nicht-Kontagionisten, welche die Entstehung und Verbreitung der Cholera aus atmosphärischen oder epidemischen Verhältnissen erklären«. Dazu gehören auch diejenigen, die sich die Verbreitung der Cholera nur entlang der Flussläufe vorstellen können. Dann gibt es solche, »die zwar das Contagium nicht läugnen, aber es dem miasmatischen Einfluss unterordnen und zugeben, daß es nur unter Mitwirkung des letztern wirksam werden oder doch zu einer Epidemie führen könne«. Mit strengen »Non-contagionisten« bezeichnet er diejenigen, »die ein Contagium bestimmt läugnen, d.i. einen in dem Körper des kranken Individuum erzeugten Krankheitsstoff, der Vermögen besitzt sich fortzupflanzen und, wenn er mit andern gesunden Indivuduum in Berührung kommt, in diesen dieselbe Krankheit zu erzeugen, der er seine Entstehung verdankt«. Die »Non-contagionisten« werden unterteilt in 1) Atmosphäristen oder Miasmatiker, 2) Telluristen, 3) eigentliche Epidemisten. Der Erste achtet auf Klima, Temperatur und Wind, der Zweite auf den Boden, und der Dritte sieht alles zusammen nur an einem eng umschriebenen Ort seine Wirkung entfalten.[37]

Für Bueck ist nach Tilesius »das Contagium ein organisches Product der Krankheit, welches den Einwirkungen der Atmosphäre widersteht und in seiner Ausbreitung weniger an Zeit und Ort gebunden ist als das Miasma, welches ein Product der Veränderung in der Atmosphäre ist und nur solange bestehen kann, als ihm die Bedingungen, welche sein Entstehen veranlassen, günstig sind, z.B. Temperatur und Feuchtigkeit und in Hinsicht der Verbreitung der Winde«. Der Wirkungskreis der Kontagien im Vergleich zu dem der Miasmen ist beschränkt. Letztere sind für alle Organismen gefährlich, die Kontagien nur für den Menschen. »Die Contagien haben einen viel beschränktern Wirkungskreis und gehören nur einer oder einer andern Gattung von Thieren an, sie verhalten sich wie die Schmarozerthiere oder Schmarozerpflanzen, welche nur in einem Thiere oder einer Pflanze einen passenden Boden finden. Die Erkrankung durch Miasma ist eine Vergiftung, die durch Contagium hingegen eine Zeugung, bei ihr liegt ein physiologischer Proceß zugrunde«. Daraus folgt: die Vergiftung durch ein Miasma kann jederzeit bei demselben Individuum wieder auftreten, während die meisten Kontagien auf demselben Boden nicht noch einmal gedeihen, wie zum Beispiel Kuhpocken, die, einmal durchgemacht, auch gegen Pocken immunisieren.

Ausdünstungen der Sümpfe, die Schiffsräume, die Kerker, die Lazarette, die Kloaken, kurz, alles was in die Atmosphäre entweicht, sind Miasmen. Die unsichtbaren Stoffe, die Krätze, Syphilis, Aussatz, Schar-

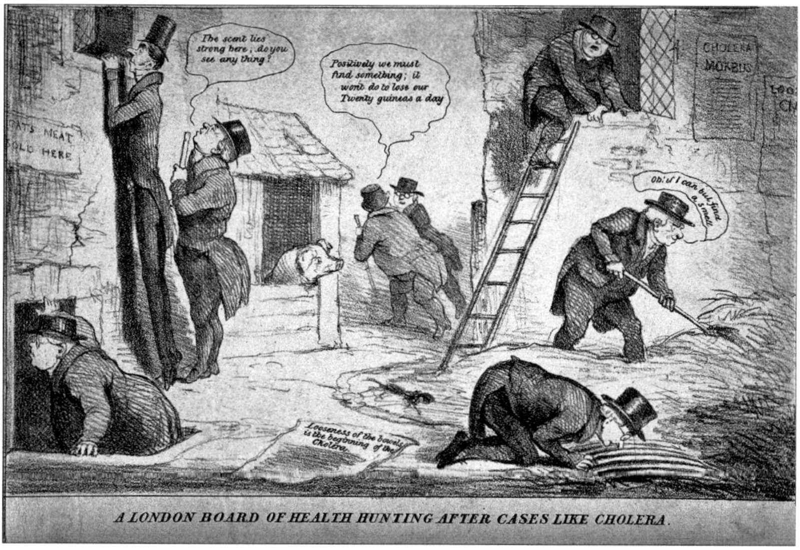
The scent lies strong here; do you see any thing?
Positively we must find something; it wont do to lose our Twenty guineas a day
CHOLERA MORBUS
Oh! if I can but find a smell
Looseness of the bowels is the beginning of the Cholera.
A LONDON BOARD OF HEALTH HUNTING AFTER CASES LIKE CHOLERA.

Abbildung 1: London Board of Health 1832. Farblithographie von Robert Seymoure. John Snow Archive and Research Companion. Wellcome Library no. 1998i London). Der Londoner Gesundheitsausschuss auf der Jagd nach den Ursachen der Cholera. Das Schild an der Hauswand links kündigt den Verkauf von Katzenfleisch an. »Der Duft ist hier stark, siehst Du irgendetwas?« Natürlich müssen wir irgendwas finden; es würde nichts bringen, wenn wir unsere 20 Guineas pro Tag verlieren würden«. »Oh, ich kann nur Geruch finden«. Auf dem Flugblatt: »Durchfall ist der Beginn der Cholera«.

lach, Maser, Pest usw. auslösen, sind Kontagien. Für Bueck ist die Cholera weder das eine noch das andere. Aber was ist sie dann? (Abbildung 1)

Die Cholera verläuft so schnell, sagt er, dass sich gar kein Kontagion bilden kann. Das ist auch der Grund für die geringe Gefahr der Ansteckung. Der Krankheitsame braucht Zeit zum Keimen, die er nicht hat. Manchmal geschieht die Ansteckung von jetzt auf gleich, ohne jedes Vorzeichen, betrifft mehrere gleichzeitig, die alle nach kurzer Zeit sterben. In manchen Städten war der Ausbruch der Cholera geradezu explosionsartig, für eine Ansteckung vom Einen zum Anderen fehlte wiederum die Zeit. Genau so plötzlich war sie dann wieder verschwunden. An anderen Orten taucht sie, zum Teil erst nach Jahren, wieder auf. Auch das können die Kontagionisten nicht erklären, denn dann müssten sie einen »epidemischen Einfluss« zugestehen, den sie aber ablehnen. Dieser epidemische

Einfluss sind die klimatischen Verhältnisse. »Daß aber diese örtlichen Verhältnisse auf die Wirksamkeit eines Ansteckungsstoffes der Cholera einen Einfluß haben sollten, können die Contagionisten nicht behaupten, da sie selbst die Unabhängigkeit der Cholera von allen solchen klimatischen Verhältnissen als einen Beweis für die Contagiosität anführen«.

Da es zahlreiche Beispiele gibt, dass sich die Cholera ohne Kontagium verbreitet haben muss und »tausendfältige Erfahrungen«, dass Cholera durch unmittelbare Berührung nicht ansteckend ist, flüchten sich die Kontagionisten »in die Annahme einer sehr beschränkten Receptivität oder Disposition«. Unter den Kontagionisten herrscht wegen des Scheiterns der Quarantänemaßnahmen keine Einigkeit. Ist das Kontagium ein fixes oder ein flüchtiges? Sind die Ausdünstungen oder die Ausleerungen ansteckend? Wie kann eine Behörde gegen die Cholera wie gegen die Pest vorgehen und die Ursache dann in Diätfehlern sehen?

Eine Verbindung von Miasma und Kontagion kommt auch nicht in Frage, denn wenn ein in der Luft verbreitetes Kontagium Miasma genannt wird, also eine schädliche Veränderung in der Atmosphäre bezeichnet, dann wird diese Veränderung nicht durch ein Kontagium erzeugt, »sondern wird dann eine miasmatische Krankheit, die sich des Contagiums nur als eines Wanderstabes bedient, um von einem Ort zum andern zu kommen, und an jedem Ort wieder von neuem miasmatisch wird!«

Anscheinend hat der kaum zu kontrollierende Verlauf der Cholera die gängigen Erklärungsmuster gehörig durcheinander gebracht. So sehr sich Bueck auch bemühte, Argumente gegen das Kontagion oder gegen eine seltsame Mischung von Kontagion und Miasma vorzubringen, es bleiben immer Zweifel und die Möglichkeit für die jeweiligen Protagonisten eindeutiger Thesen, in der einen oder anderen Stadt, in den Verhältnissen vor Ort oder in der großräumigen Ausbreitung Argumente für die eigene Auffassung zu finden. Die Cholera verbreitete sich sprunghaft wie ein Feuer im Kiefernwald, bei dem explodierende Zapfen in turbulenten Winden ständig neue und überraschende Glutherde produzieren. Wie auch immer die Argumente aussahen, sie deckten nie alle Erscheinungen ab, die im Verlauf einer Epidemie auftreten konnten. Mögliche Lösungen deuteten sich an, ohne dass diese den Beteiligten wirklich bewusst geworden wären: in der Ausbreitung der Cholera entlang der Flüsse, in der Definition des Kontagion als lebendiger Same, der in einem Zeugungsakt die Krankheit beim Gesunden in Gang bringt, und in der Annahme einer Disposition, die erklärt, dass nicht alle während einer Epidemie erkranken. Was fehlte, war ein materielles Substrat, dem man alle Erscheinungen zuordnen konnte. Ohne ein solches Substrat war die Debatte ein reines Schattenboxen gegen nicht greifbare Geister, von allen Beteiligten spekuliert und von keinem bis zu einer Hypothese getrieben, die verifiziert werden konnte.

Man kann die Auswirkungen der nicht geklärten Ursache in der Praxis behördlicher Maßnahmen am Beispiel Sachsens nachvollziehen.[38] Im Vorwort zu seiner *Neuen Sammlung sächsischer Medicinal-Gesetze* schreibt der Professor der praktischen Heilkunde, Choulant, mit einigem Stolz, Sachsen sei insgesamt von der Cholera völlig frei geblieben:

»Denn nicht nur der zu erwartende Geschichtsschreiber der Cholera – Epidemie wird sich die Frage aufwerfen, durch welche, oder, wenn man lieber will, unter welchen Maßregeln es geschah, daß ein kleiner Landstrich, wie das Königreich Sachsen, rings von den bedeutenden Herden der Cholera-Verbreitung umgeben, von ihr völlig frei blieb, sondern es wird auch, wenn irgend später eine ansteckende oder für ansteckend gehaltene Krankheit unser Vaterland wieder bedroht, immer nach den Vorkehrungen gefragt werden, welche man bei der Cholera für zweckmäßig gehalten, und auf welche Weise man namentlich die Grenzen zu schützen gesucht habe«.

Einen besonders geschmeidigen Umgang mit dem unsichtbaren Gegner zeigt die vom sächsischen Innenminister herausgegebene Verordnung zum Grenzschutz und zum Schiffsverkehr auf der Elbe vom 9. Dezember 1831, in der die »Herabsetzung der Contumazzeit für die Communication auf dem Lande« geregelt wurde. Contumaz bedeutet so viel wie Quarantäne, die Erzwingung von Abwesenheit. Darin heißt es:

»Fortgesetzte ärztliche Beobachtungen haben ergeben, daß der Ansteckungsstoff der Asiatischen Cholera mehr flüchtiger Natur ist und seine Wirkungen deshalb, soviel die Communication zu Wasser und zu Lande anlangt, mit sehr seltenen Ausnahmen, bereits in den ersten drei bis sieben Tagen äußert, während solche auf dem Wasser sich längere Zeit zu verhalten pflegt«.[39]

Deshalb wurden die sechs Wochen alten Regeln beim Schiffstransport aufrecht erhalten und die Quarantänebestimmungen für den Landverkehr gelockert. Da aber die Cholera von Magdeburg aus nicht weiter elbaufwärts vorgedrungen war, wurde in Absprache mit den preußischen Behörden der Schiffsverkehr nach Sachsen unter bestimmten Voraussetzungen wieder freigegeben: Mannschaften und Waren brauchten Unbedenklichkeitsbescheinigungen, der Gesundheitszustand wurde in Magdeburg, Aken, Wittenberge, Torgau und Mühlberg erneut überprüft, und es galt weiterhin eine Contumaz von 20 Tagen.[40] Die Verordnung ist in sich so widersprüchlich wie die Debatten zwischen Kontagionisten und Miasmatikern. Auf dem Wasser gelten Maßnahmen, die eine Ansteckung auf dem Schiff durch Mannschaften und Waren und ihre Übertragung in den Ankerhäfen verhindern sollen, an Land die »flüchtige Natur« des Miasmas. Warum sich die Cholera auf dem Wasser »längere Zeit zu verhalten pflegt«, wird nicht klar. Möglicherweise ist damit die Beobachtung gemeint, dass auf einem Schiff, das einmal einen Cholera-Kranken an Bord hatte, ein kontagiöser Herd zurückbleibt, der auch noch nach sieben Tagen einen erneuten Ausbruch auslösen könnte. Oder wurde daran gedacht, dass sich das eigentlich flüchtige Miasma im Wasser länger als im Boden halten könnte und deshalb Schiffsbesatzungen durch seine Ausdünstungen stärker als die Landbewohner gefährdet sind? Das Jonglieren mit den beiden virtuellen Kategorien zur Beschreibung der realen Gefahren war eine Kunst, die niemand beherrschen konnte und die Behörden zu einem Seiltanz über verimntes Gelände zwang. Die Verfasser dieser Verordnung haben sich mit ihren sibyllinischen Formulierungen elegant aus der Affäre gezogen und Miasmatikern und Kontagionisten zu gleichen Teilen Rätsel aufgegeben.

Henles Spagat zwischen Spekulation und starker Hypothese

Was hat Jakob Henle aus diesem kräftezehrenden Durcheinander von Beobachtungen, Einschätzungen und theoretischen Positionen acht Jahre später gemacht? Ein starkes Plädoyer für eine naturwissenschaftliche Medizin.

Der zum Zeitpunkt seiner Veröffentlichung mit dem sperrigen Titel *Von den Miasmen und Kontagien und von den miasmatisch-kontagiösen Krankheiten* gerade mal 31 Jahre alte Mediziner Henle hatte selbst nie direkt mit der erstmals auch Europa heimsuchenden Cholera zu tun. Er war zweimal knapp von ihr verschont geblieben. Mit seinem Mentor, dem Physiologen Johannes Müller, hatte er im Herbst 1831 kurz nach seiner Dissertation von seinem Studienort Bonn aus in den Nachwehen der Julirevolution Paris besucht und beim berühmten Zoologen Georges Cuvier über die Anatomie der Fische geforscht.[41]

Die Cholera in Paris war am 29. März 1832 ausgebrochen. Im Mai 1832 war Henle zur Vorbereitung des Staatsexamens nach Berlin gegangen und wohnte dort bei der Witwe des Philosophen Hegel, Marie, geb. Tuchel, an der Spree außerhalb der alten Berliner Stadtmauer in der Dorotheenstadt. Da hatte Berlin seine erste Cholera-Epidemie gerade hinter sich, die vom September 1831 bis Februar 1832 viele Opfer forderte. Ihr soll nach einem zweifelhaften ärztlichen Gutachten auch der Philosoph Hegel am 14. November 1831 erlegen sein.[42]

Henle war also ein halbes Jahr vor Ausbruch der Cholera in Paris und zwei Monate nach Erlöschen der Cholera in Berlin. Und als die Cholera im Süden Frankreichs, vor allem in Marseille und Toulon zuschlug – in Toulon begann sie am 20. Juni 1835 mit der Erkrankung eines Matrosen auf der Fregatte *Galathée* – saß Henle, der auf eine Professur in Danzig hoffte, wegen einer frühen und kurzen studentischen Mitgliedschaft in einer Burschenschaft vier Wochen lang in Berlin im Gefängnis, aus dem er nur durch Intervention Alexander von Humboldts befreit werden konnte.

Aber Henle hatte einen Diskussionspartner, der Bescheid wusste. Sein lebenslanger Freund Karl Pfeufer, den er 1840 während seiner ersten Professur in Zürich kennengelernt hatte, als dieser Direktor des Spitals geworden war, hatte jahrelange praktische Erfahrungen mit der Cholera gesammelt. Pfeufer war, mit einem bayerischen Stipendium zum Studium der Cholera ausgestattet, ihr Beobachter in Berlin, in der Oderregion, in Magdeburg, Wien und Budapest und hat 1837 in München nach einem weiteren Einsatz als »ärztlicher Regierungs-Commissär« einen *Bericht über die Cholera-Epidemie in Mittenwald* herausgegeben, wohin er 1836 von der bayerischen Staatsregierung geschickt worden war. Eine Positionierung als eines Miasmatikers, der sich die Cholera durch die Luft verbreiten sieht oder eines Kontagionisten, der ausschließlich auf den direkten Kontakt bei der Übertragung setzt, findet sich darin nicht. Er liefert eine sehr genaue Beschreibung des feuchten und als ungesund eingeschätzten Markplatzes an der Isar, an dem sich die Cholera besonders bemerkbar machte, ein Bild des schon vor der Epidemie desaströsen Gesundheitszustandes ihrer Bewohner, die fast alle an Spul- oder Bandwurm krankten, und eine Reihe von Behandlungsmethoden und Krankengeschichten, die im Todesfall mit einer Obduktion abgeschlossen wurden.[43] Genug Stoff, um mit Henle über Prinzipien der Ansteckung zu diskutieren, die die Ärzteschaft, die Behörden und die Öffentlichkeit in heillose Annahmen verstrickte.

Henles *Pathologische Untersuchungen* von 1840 beginnen mit den hier vor allem interessierenden *Von den Miasmen und Kontagien und von den miasmatisch-kontagiösen Krankheiten*, die seit einer Sonderveröffentlichung durch Sudhoff 1912 leider aus ihrem Zusammenhang gerissen worden sind und daher leicht als eine Schrift über althergebrachte Theorien missverstanden werden kann.[44]

Henle hat diesen Aufsatz jedoch ganz bewusst als Bestandteil seiner *Pathologischen Untersuchungen* aufgenommen und bittet seine Leser, einen Beitrag nach dem anderen zu lesen, um sein Konzept einer naturwissenschaftlichen Medizin zu verstehen. Außerdem hat Henle eine Vorrede eingefügt, in der er eigene Fortschritte während der Drucklegung seines Buches bei der Entdeckung parasitären Befalls von Salamandern durch Vorticellen (Glockentierchen) und von Dr. Adolph Hannover (1814 bis 1894), praktischer Arzt in Kopenhagen, durch Schimmel schildert. Hannover konnte den Schimmel »inoculieren«, also direkt übertragen, aber er bildete sich auch spontan (»miasmatisch«).

Henle beginnt mit der Rolle der Atmosphäre und der krankmachenden klimatischen Faktoren. Dass Temperatur, Feuchtigkeit, Barometerstand einen Einfluss auf die Krankheitsentstehung ausüben, ist tausendfältige Erfahrung. »Oft aber scheint die Heftigkeit und Verderblichkeit epidemischer und endemischer Krankheitsfälle zu der Veränderung der

Luftbeschaffenheit in gar keinem Verhältnis zu stehn, oft dauern sie bei allem Wechsel des Thermometer- und Barometerstandes fort, oft zeigen sie sich ganz ähnlich in den verschiedensten Klimaten«. Die Ausbreitung von Krankheiten innerhalb bestimmter Grenzen zeigen, dass Veränderungen in der Atmosphäre allein zur Erklärung nicht reichen. Also war die Annahme einer der Luft beigemischten und sie vergiftenden Materie unvermeidlich. »So enstand das Miasma«. Es ist nur ein Begriff geblieben. Man kennt seine unsichtbare Natur nicht. Was man inzwischen kennt und zum Teil sinnlich nachgewiesen hat, sind die Kontagien, die Krankheiten durch direkten Kontakt übertragen.

Da das Miasma rein hypothetisch ist und immer nur *ex negativo* gefordert werden kann, muss sich die weitere Untersuchung auf die miasmatisch-kontagiösen Krankheiten, die durch die Luft, und die rein kontagiösen Krankheiten, die durch direkten Kontakt übertragen werden, konzentrieren. Henle beginnt seine theoretischen Überlegungen mit einer revolutionären Neudefinition des Kontagium, das man bisher nur als einen Samen in den Körper eindringen sah, der erst dort zur Reife gelangte:

»Das Contagium ist ein im Verlauf der Krankheit von dem Kranken ausgeschiedener (ich sage nicht, wie man das gewöhnlich ausdrückt, in dem kranken Körper erzeugter) Stoff, der, auf Gesunde übertragen, dieselbe Krankheit in ihnen hervorbringt.«

Die Miasmatiker behaupteten, das Miasma würde erst in einem von ihm befallenen Körper zu einem Kontagion umgewandelt, oder wie Henle sagt, »erzeugt«. Henle aber meint unter Berücksichtigung brandneuer experimenteller Befunde, »dass das Contagium der miasmatisch-contagiösen Krankheiten ein Stoff ist, der sowohl in der Luft schweben, als in Flüssigkeiten des kranken Körpers enthalten sein kann, ein Stoff, der im kranken Körper eine bestimmte Zeit verweilt, und innerhalb derselben zu einer Vermehrung fähig ist«.[45] Das in der Luft schwebende ist ein flüchtiges, das an einem Träger wie Wolle, Haare oder Holz haftende ein fixes Kontagium. Es gelangt über Vehikel wie Eiter, Schleim, Blut und Exkremente in den Körper. Ein Miasma ist damit überflüssig geworden.

Der Stoff, aus dem das Kontagium besteht, ist »nicht nur eine organische, sondern auch eine belebte, und zwar mit individuellem Leben begabte«, eine »die zu dem kranken Körper im Verhältnis eines parasitischen Organismus steht«,[46] einen lebenden und zur Vermehrung fähigen Erreger würden wir ihn heute nennen. Henle bezeichnet ihn nach der alten noch auf der Substanzlehre des Aristoteles basierenden Vorstellung des Girolamo Fracastoro (1478 bis 1553) als *contagium animatum,* als ein belebtes Kontagium.[47] Damit attackiert Henle die vielen tonangebenden naturphilosophisch geprägten Ärzte seiner Zeit, die im Kontagium einen Samen sahen, der sich seine Lebenskraft aus einem »geborgten Körper« zieht, ohne den er nicht wachsen kann und der erst voll entwickelt zeugungsfähig wird, »wie jeder Organismus erst in der Blüthe seiner Kraft zur Zeugung geschickt ist«. Auch der Gedanke des Samens eines Kontagions stammt von Fracastoro. Bei ihm besteht er aus einer Mischung erdiger und feuriger Teilchen, ist unveränderlich, hart und vermehrt sich durch »Aussprießen«, aber er wächst nicht erst wie der Keim der Naturphilosophen in einem geborgten Körper.

Auf den ersten Blick scheinen die Unterschiede zwischen den beiden Samen nicht sehr groß zu sein. Aber zwischen beiden liegen Welten. Der aus der Luft stammende Samen der Miasmatiker war erst als Krankheit real, Henles Kontagium schon vorher und nach Passage durch den Körper in den Ausscheidungen auch noch danach. Er musste als ein selbständiges Lebewesen auch ohne manifeste Erkrankung nachweisbar sein. Das Miasma war geisterhaft, ein unbestimmter Begriff mit der Fähigkeit, eine Krankheit auszulösen. Ihr Ahnherr war der Atomist Lukrez (ca. 99 bis ca. 53 v. Chr.), dessen Samen die Luft ganz allgemein krankheitserregend machen.

Henle kann für seine Hypothese schon etwas vorweisen. Sein erstes Beispiel eines lebendigen, vermehrungsfähigen, dem Kontagium vergleichbaren Erregers ist die Hefe, die Zucker in Alkohol vergärt. In den 1830er Jahren erkannten Charles Cagniard de la Latour (1777 bis 1859) und Theodor Schwann (1810 bis 1882) »die Zersetzung einer organischen Flüssigkeit durch pflanzliche Wesen, niedere Pilze«. Schwann hat die Bierhefe einschließlich ihrer Sprossen genau beschrieben. Diese Fähigkeit, aus einzelnen Kügelchen aneinanderzuwachsen und sich zu vermehren, war es, die Henle gegenüber einer weit verbreiteten Auffassung hervorhob, es handele sich bei der Gärung um einen rein chemischen Prozess. Die miasmatisch-contagiösen Krankheiten zeichneten sich durch eine zeitliche Entwicklung aus, die sehr gut mit diesem Wachstum übereinstimme, »wie sie nur organischen Wesen zukommt«.

Ein weiteres Argument für einen lebendigen Erreger ist »die Wirkung durch ein Minimum«: eine in stark verdünnten Varicellenstoff (Windpocken) getauchte Stecknadel steckt noch an. Das ist nur möglich und wird nur verständlich, wenn es sich um einen vermehrungsfähigen Stoff handelt. Diese organischen Körper sind »zu den niedersten und kleinsten, aber auch zu den fruchtbarsten Wesen zu zählen, die man kennt«.

Henle gibt sogar schon Hinweise auf eine mögliche Therapie von Infektionen, wenn man die Fäulnis des Hospitalbrandes (Gangrän) als das erkennt, was sie ist, und sie nicht einfach als einen Zerfall von Gewebe in seine Bestandteile sieht, sondern als »eine Umwandlung derselben durch Infusorien, wie Weingärung eine Umwandlung organischer Substanz durch Pilze«. Theodor Schwann hatte nämlich beobachtet, dass sich Fäulnis durch Stoffe verhindern lässt, die für Infusorien (Aufgusstierchen, kleine Lebewesen, die in einem Aufguss von pflanzlichem Material wachsen) und Schimmel starke Gifte sind. Es gibt Stoffe wie »*Extr. nucis vomicae spirit.*« (Hühneraugenextrakt), die nur Infusorien vernichten, nicht aber Schimmel. Sie verhüten die Fäulnis unter Bildung von Schwefelwasserstoff. Wenn organische Stoffe ausgekocht sind, können sie nicht einmal an einer vorher ausgeglühten, also sauerstofffreien Luft gären, faulen oder schimmeln.

An der Pilzkrankheit der Seidenraupe, der Muscardine, die drei Jahre vorher durch Agostino Bassi (1773 bis 1856) und Victor Adouin (1797 bis 1841) aufgeklärt worden ist, studiert Henle die tödliche Wirkung eines Pilzes. Nach ihrem Tod zeigen die Seidenraupen einen weißen Überzug, der aus Pilzsporen besteht. Bassi konnte zeigen, dass der Pilz vorher im Innern der Raupe gewachsen war, mit ihrem Tod nach außen wucherte und massenhaft Sporen produzierte. Die Raupe war also nicht erst mit dem Tod vom Pilz befallen worden, sondern dieser Pilz war die Ursache ihres Todes. Der Pilz lässt sich durch Impfung auf gesunde Raupen übertragen. Die Sporen, die Henle Keime nennt, behalten ihre »ansteckende Kraft« drei Jahre lang und können auch durch die Eier des Seidenspinners übertragen werden. Die Muscardine war ein perfektes Modell, um nach Analogien bei menschlichen Infektionskrankheiten zu suchen.

Henles Problem dabei ist die Zuordnung mikroskopischer Beobachtungen zu einer ganz bestimmten Krankheit. Deshalb sind zahlreiche Behauptungen älterer Autoren nichts Wert, sagt er, da sie das, was sie im Mikroskop während einer Krankheit sahen, ungeprüft dieser Krankheit zuordneten. Aber so geht das nicht, da viele dieser Beobachtungen sich zum Beispiel beim Eiter, im Pockeneiter und in anderen Eiterformen machen lassen. Oder wenn Pilze im Darm von Cholera-Kranken gefunden wurden, die so aussehen wie Bierhefe, dann ist das Bierhefe, weil die Kranken Bier getrunken haben, und nicht der Cholera-Erreger.

Das Dilemma der Zuordnung kann Henle noch nicht lösen, weshalb er bedauert, auf theoretische Erwägungen zurückgreifen zu müssen. »Finden sich lebende, bewegliche Thierchen oder deutliche Pflanzen in contagiösen Stoffen, so können sie hier, wie auch in gutartigem Eiter, wie in allen thierischen Secreten, zufällig entstanden sein, wenn sie einige Zeit der Luft ausgesetzt gewesen sind«. Außerdem sieht er noch nicht, wie Samentierchen, Samenflüssigkeiten, Kontagium-Organisationen und ihre Flüssigkeiten so voneinander isoliert werden könnten, dass man jede dieser Kräfte getrennt beobachten kann.

Ein Grund für die Schwierigkeit der Differenzierung war die Schwäche der Optik des Mikroskops. So sehen die Kügelchen der Muscardine aus wie die Zellkerne und verhalten sich wie Pigmentkügelchen und Moleküle mit ihrer Bewegung, und die Zellen mit ihrem körnigen Inhalt sind nicht zu unterscheiden von Eiern »thierischer Wesen« oder von Keimen niedriger Pflanzen. Henle hat trotz chemischer Bearbeitung keinen Unterschied zwischen Eiter- und Pilzkügelchen feststellen können. Selbst größere Sporen lassen sich leicht mit tierischen Fettkörperchen verwechseln. Das ist eine ganze Reihe von Defiziten, die sich bei allem guten Willen der ohne Präparatefärbung und ausreichende Vergrößerung durchgeführten mikroskopischen Untersuchung in den Weg stellten.

Nach den brandneuen Arbeiten von Matthias Jacob Schleiden (1804 bis 1881) und Theodor Schwann (1810 bis 1882) ist es sogar so, sagt er, dass die ersten Anfänge der verschiedenen »organischen Bildung«, der embryonalen Entwicklung überall dieselben sind: Körnchen oder Tröpfchen, im Mikroskop nicht zu unterscheiden, und dass Zellen für Pflanzen und Tiere die grundlegenden »Elementharteile« sind. Dadurch, so Henle, wird der Begriff der Individualität ein relativer. Wenn es schon nahezu unmöglich ist, die Ausgangsformen von Pflanzen und Tieren zu differenzieren, so steht es um die »isolierten Elementargebilde«, die Einzeller, nicht besser. Sie sind fast nicht von den niedrigsten Tieren und Pflanzen zu unterscheiden, eine beweiskräftige Zuordnung zu den Krankheiten nicht möglich.

Von Eiterkügelchen weiß man, dass sie ins But übergehen können und sich über das Gefäßsystem ausbreiten. Ähnliches könnte bei den Tuberkeln geschehen. Wenn sich Tuberkel dann irgendwo ablagern, wäre das Ergebnis nicht Entzündung und Eiterung, sondern neue Tuberkel. Bei fortgeschrittener Tuberkulose entstehen so Ablagerungen in Darm, Knochen und serösen Häuten. So jedenfalls kann man sich eine Ansteckung eines Körperteils durch ein anderen vorstellen, aber Henle weiß, bewiesen ist noch gar nichts. Bei aller Skepsis, die sich Henle selbst auferlegt, ist das eine sehr brauchbare Hypothese für eine Tuberkuloseinfektion, die er noch mit den Beispielen von zwei Hunden, die Tuberkeleiter leckten, und einer Katze, die mit einer tuberkulosekranken Frau zusammenlebte, unterstützte. Die Tiere starben an Tuberkulose.

Um ein bisschen Licht ins Dunkel der Diskussion um das Miasma zu bringen, nimmt Henle einmal mehr die Tiermedizin zu Hilfe. So hat man für die »Brustseuche« der Pferde, eine Virusinfektion mit Lungen- und Brustfellentzündung, den Abstand für die Ansteckungsfähigkeit gemessen. Sie betrug nur wenige Fuß, bei der Rinderseuche gar nur 4 bis 6 Ellen. Stellt man die Tiere im Abstand von mehr als 12 Fuß auf, findet keine Ansteckung statt. »Ist darum ein Thier, welchem das Contagium auf weiten Strecken zugeführt wird, wie wir denn wissen, dass solches durch eine Strömung der Luft möglich ist, ist ein solches Thier miasmatisch erkrankt?«[48] Um keine unfruchtbare Entscheidung treffen zu müssen, spricht er dann nur noch von »inficirender Materie«. »Sie ist für jede specifische Krankheit immer dieselbe und erscheint uns als Contagium, wenn ihr Ursprung aus einem kranken Körper sich direct nachweisen lässt, im entgegengesetzten Fall als Miasma«.[49] Damit schränkt er die Suche auf das Kontagion ein. Beispiel Krätze, bei der die auslösenden Milben bekannt waren. Oder Syphilis, für die eine ganze Reihe von Bakterien Kandidaten waren. Das richtige war noch nicht darunter, aber hier wurde schon europaweit geforscht. Henle sagt selbst, dass außer bei der Krätze noch kein einziger Zusammenhang zwischen den gesehenen Infusorien und einer bestimmten Krankheit bewiesen sei.

Zum Schluss ist Henle gezwungen, zuzugeben, dass theoretische Betrachtungen sehr schwierig sind, weil die wenigsten Beobachtungen so erzählt werden, »dass sie mit Zuversicht benützt werden könnten«. Und: »Es giebt in dem ganzen Gebiet kaum eine Behauptung, die nicht auf Erfahrungen gegründet und wieder durch Erfahrung widerlegt wäre«. Er geht sogar so weit, die bisherigen Theorien der Mediziner eher als bloße Meinungen anzusehen. Diese haben natürlich Auswirkungen auf die Therapie. Ist man zum Beispiel der angeblich aus der Erfahrung abgeleiteten Ansicht, die Syphilis sei ein Symptom einer allgemeinen Infektion des Blutes und das syphilitische Geschwür der Austritt dieser Infektion an die Oberfläche, wird man eine innere Behandlung vornehmen oder gar die Behandlung des Geschwürs überhaupt verbieten. Richtig ist, das Geschwür als Hinweis auf die Eintrittspforte des Kontagions zu betrachten und es sofort und direkt zu behandeln. Das ist zwar eine Theorie, aber eine, die nach therapeutischen Erfahrungen Erfolge zeitigte.

Für Henle waren theoretische Überlegungen ein aus der Not mangelnder Kenntnisse geborener Umweg, den er dadurch rechtfertigte, dass er mit ihrer Hilfe der infizierenden Materie ein Stück näher kommen und von haltlosen Spekulationen Abstand nehmen konnte. Statt also seine Schrift als ein letztes Aufbäumen zweier alter spekulativer Ideologien zu behandeln, sollte man sie als den Beginn einer durch Hypothesen gesteuerten experimentellen Mikroskopie betrachten.

Noch in Zürich begründete er 1844 zusammen mit seinem Freund Karl Pfeufer (1806 bis 1869), dem Direktor der dortigen Medizinischen Klinik, die *Zeitschrift für rationelle Medicin*, deren Ausgabe von 1845, dann aus Heidelberg, bereits einen Beitrag von Dr. Mühlhäuser in Speyer zum Kontagium des Typhus lieferte, über den Pfeufer 1831 seine Dissertation geschrieben hatte. Henle, so Adolf Kussmaul, der ehemalige Assistent Pfeufers in Heidelberg, in seinen *Jugenderinnerungen eines alten Arztes*, wurde für Pfeufer zum »Führer in der neu aufgegangenen biologischen Welt«.

Mit ihrem Zeitschriftenprojekt setzten Henle und Pfeufer auf den Fortschritt der kleinen Schritte. Das positivistische Wissenschaftsideal war jetzt die serielle Akkumulation von »kleinen« Fakten und Erkenntnissen, die zeitnah veröffentlicht wurden.[50] Schon in der zweiten Ausgabe der Zeitschrift war es Henle allerdings klar geworden, dass ein bloßes Sammeln von Fakten nicht mehr reicht. Man müsse auf ihren Zusammenhang achten und sie auf dem von der Physiologie vorgezeichneten Weg ermitteln. Da es sich um Verknüpfungen handele, sei ein Theoretisieren und Polemisieren nicht zu vermeiden.[51]

Auf der Suche nach dem Kontagion: die Mikroskopiker und ihr Werkzeug

Henle sollte mit seinen Bedenken gegen die vorschnelle Zuordnung des im Mikroskop Gesehenen gerade bei der Cholera Recht behalten. Es genügte nicht mehr, etwas zu sehen. Das Problem war jetzt, das Gesehene beweiskräftig mit der dazugehörigen Krankheit zu verbinden. Daran haperte es noch aus vielerlei Gründen. Nicht nur die Qualität der Optik des Mikroskops und die Vergleichbarkeit von mikrometrischen Größenmessungen behinderten die Identifizierung von Objekten, sondern auch das weitgehende Fehlen von Techniken der Färbung, die Schwierigkeiten beim Feinschnitt der Gewebe, nur rudimentäre Kenntnisse der Anreicherung von Bakterien auf Nährböden und noch keine Möglichkeit, die Bakterienkolonien voneinander zu isolieren.

Treibende Kraft und Vorbild für eine auf mikroskopische Beobachtung und Experiment gestützte Anatomie und Physiologie war der Arzt, Physiologe, Zoologe und vergleichende Anatom Johannes Müller (1801 bis 1858). Jacob Henle war Müllers Schüler, Freund und Mitarbeiter und Theodor Schwann, dem die Scheiden der peripheren Nervenzellen ihren Namen verdanken, Müllers Student. Müllers Rolle ist kaum zu überschätzen. Er begeisterte eine ganze Generation von Medizinern und Naturwissenschaftlern, die an vielen Fronten gegen spekulative Schnellschüsse angingen und überprüfbare Nachweise für die noch durch die antiken Vorstellungen geprägten Meinungen über die Entstehung des Lebens, die Entwicklung der Embryonen und die Urzeugung verlangten. Sie wollten auch, so wie Henle, Genaueres über Parasiten in Erfahrung bringen, die analog zur Krätze zu Hautausschlägen führten, und die zu Beginn der mikroskopischen Entdeckungsfahrt als Modell für Infektionskrankheiten herhalten mussten.

Für Müller war ein Auge ohne Mikroskop »unbewaffnet«.[52] Die Bewaffnung alleine war allerdings noch nicht die Lösung, da die Präzision der Waffen zu wünschen ließ. Das Gesehene verführte wegen mangelnder Auflösung zu falschen Schlüssen, oder man verstand bei nicht ausreichender Schärfe und Kontrast nicht, was da zu sehen war. Als Professor für Anatomie in Berlin hat Müller damit begonnen, wissenschaftliche Kriterien in die Mikroskopie einzuführen. In seinem *Handbuch der Physiologie des Menschen für Vorlesungen*, das er von 1833 bis

1840 veröffentlichte und das weltweit den Gebrauch des Mikroskops in der naturwissenschaftlichen Forschung zum Standard erhob, betonte er in seinem Vorwort die Wichtigkeit von vergleichbaren mikrometrischen Messungen des Gesehenen in der Größenordnung von 0,0001 Zoll.[53] Er arbeitete mit einem ursprünglich aus der Astronomie stammenden Schraubenmikrometer seines Fraunenhofer'schen Mikroskops und hatte festgestellt, dass ein Irrtum bei der Größenbestimmung eines Objekts selbst bei einem geübten Beobachter von 0,0001 Zoll leicht möglich ist. Das sind 0,0024 Millimeter, die bei einer tausendfachen Vergrößerung ein Objekt um 2,4 Millimeter zu groß oder zu klein erscheinen lassen – in der Mikroskopie ein gigantischer Fehler, ungefähr so groß wie die Länge eines *Vibrio comma*, des Erregers der Cholera. Zehn Messungen am gleichen Objekt reduzierten die Fehler deutlich. Falls verschiedene Beobachter mit unterschiedlichen Instrumenten arbeiten, sinke die Vergleichbarkeit rapide. »In diesem Fall würde man der Genauigkeit der Instrumentenmacher und der Beobachter zu viel zutrauen, wenn man diese Messungen zur Entscheidung wissenschaftlicher Probleme ohne weiteres anwenden wolle.« Er schlug deshalb eine »comparative Messung« vor, indem ein Teilchen von bekannter Größe mit einem bisher unbekannten verglichen wird und nur die Größenverhältnisse angegeben werden. »Die Blutkörperchen eines Thiers und die Kerne derselben bieten immer einen sichern Maasstab mit andern Theilchen dar«. Und er sieht die Zeit kommen, in der solche Messungen zur Lösung der schwierigsten Probleme angewandt werden können.

Noch aber war die Zeit nicht gekommen. Unsicherheiten in der Bewertung des Beobachteten waren eher die Regel als die Ausnahme, der Standard der für wissenschaftliche Untersuchungen genutzten Mikroskope, der Schrauben- und der Glasmikrometer nicht vergleichbar, die optische Zentrierung des Linsensystems nicht exakt, die Linsen durch alternden Kitt getrübt, der Bildkontrast mangelhaft, und die mechanische Qualität schwankend und vor allem die Lichtführung wegen fehlender Abblendeinrichtung am Spiegel des Objektträgers oft unbefriedigend. Bei einem unter dem Objektträger feststehenden Spiegel änderte sich die Beleuchtungsstärke bei jeder Höhenstellung des Objektträgers und sie fiel bei stärkerer Vergrößerung schnell ab.[54] Die Mikroskopiker mussten ein großes Interesse an der Verbesserung ihrer Instrumente haben.

Einer von ihnen war der Arzt aus Kopenhagen, Adolph Hannover (1814 bis 1894), dessen Ergebnisse über den Schimmelbefall von Salamandern Henle in seinem Vorwort erwähnte. Er hat 1842 eine Schrift über mikrometrische Messungen und 1853 eine über die Konstruktion und den Gebrauch von Mikroskopen veröffentlicht.[55] Wie Henle hat Hannover in Berlin unter Johannes Müller studiert und sich wie Henle in seiner Dissertation über durchsichtige Membranen des Auges für die Anatomie des Auges interessiert und über den Bau des Glaskörpers publiziert.[56] Die frühen Mikroskopiker, die nicht wussten, ob sie ihren Augen trauen konnten, haben sich auffallend häufig mit der Physiologie des Sehens befasst und die Optik von Mikroskop und Auge als eine Einheit betrachtet, deren Zusammenspiel sie beim Blick durchs Objektiv verstehen mussten, wenn sie dem Ideal einer vom einzelnen Beobachter unabhängigen, für alle gleichermaßen gültigen »objektiven« Sicht, näher kommen wollten.

Schärfe und Kontrast der Objekte hingen nicht nur von der Optik, sondern auch von der Qualität der Schnitte ab, mit denen das Gewebe zur Beobachtung unter durchscheinendem Licht präpariert wurde. Im Jahr von Henles *Pathologische(n) Untersuchungen* veröffentlichte Hannover in Müllers *Archiv für Anatomie, Physiologie und Wissenschaftliche Medicin* eine Abhandlung über die Chromsäure und propagierte sie als ein ausgezeichnetes Mittel, bei mikroskopischen Untersuchungen die Gewebe zu härten, sie selbst in ihren Farbeigenschaften zu konservieren und in komplizierten Geweben feinste Schnitte ohne Verlust anzubringen. Vorher waren zahlreiche Versuche mit anderen Substanzen gescheitert.[57] Färbungen und chemische Behandlung der Objekte dienten der Erhöhung der Trennschärfe des Gesehenen. Sie wurden nach und nach zum festen Bestandteil der mikroskopischen Diagnostik.

Mikroskopische Färbetechniken waren eigentlich nicht neu. Schon der erste systematische Anwender des Mikroskops in der Erforschung der Natur und Beschreiber von Bakterien und Protozoen (tierische Einzeller), Antoni van Leeuwenhoek (1632 bis 1723), färbte 1714 dünne Muskelschnitte mit alkoholischer Safranlösung.[58] Neu war die Färbung von Infusorien, die der Berliner Medizinprofessor Christian Gottfried Ehrenberg (1795 bis 1876) erstmals 1838 mit Naturstoffen wie dem purpurroten Karmin der Schildläuse vorgenommen hat. Um herauszufinden, welche Organanlagen in den im Süßwasser lebenden bewimperten Paramaecien (Pantoffeltierchen) vorhanden sind, »fütterte« er die lebenden Einzeller mit fein gepulverten Karmin oder Indigo, um den Verlauf ihres angenommenen Darmkanals zu klären. Farbanhäufungen in den Vakuolen der Zelle deutete er als Magen, denn nach seiner Auffassung waren Einzeller in ihren Organfunktionen den Mehrzellern gleichzustellen und »vollkommene Organismen«. Mit der Interpretation von Vakuolen als Magen hatte er nicht ganz unrecht. Diese von einer Membran umschlossenen Räume in der Zelle enthalten eine Flüssigkeit, die je nach Zusammensetzung auch in der Lage ist, große Moleküle zu verdauen. Vakuolen bezeichnet man heute als Zellorganellen, kleine Organe der Zellen. Ehrenbergs Experiment war die erste histologische Vitalfärbung, die Stoffwechselvorgänge in einem Einzeller klären sollte.[59]

Der Anatom und Physiologe Theodor Schwann (1810 bis 1882) berichtete in *Mikroskopische Untersuchungen über die Übereinstimmung in der Struktur und dem Wachsthum der Thiere und Pflanzen* von 1839, dass sich für eine genauere Darstellung der Strukturen des Zellkerns die Färbung mit Jod eigne, die der Botaniker und Begründer der Zelltheorie Matthias Jacob Schleiden (1804 bis 1881) bei einer Zwiebel vorgenommen hat. Vor der Färbung war der Zellkern wegen seiner Durchsichtigkeit kaum vom Zellplasma zu unterscheiden. Durch Jod wurde er gelb bis braun, und es ließen sich seine Löslichkeit in Wasser und seine Festigkeit auf Druck des Pressschiebers des Deckglases abschätzen.[60]

Während der ersten europäischen Cholera-Epidemie in den 1830er-Jahren hat noch kein Wissenschaftler versucht, Keime im Mikroskop nachzuweisen. Es musste erst ein Desaster durchlebt werden, von dem sich herausstellte, dass es auch eines für die gängige Wissenschaft der Infektionskrankheiten gewesen ist. Bei der zweiten Epidemie in London 1849 waren es drei Ärzte aus Bristol, die mit dem Mikroskop die Ausscheidungen von Kranken untersuchten und auch Trinkwasserproben und Luft aus Krankenzimmern mit einbezogen. William Budd (1811 bis 1903), Joseph Griffith Swayne (1819 bis 1903) und Frederick Brittan (1823 bis 1891), alle Dozenten an der Medical School von Bristol, sahen bei 420-facher Vergrößerung »Cholera cells« in allen Größen. Die Ärzte aus Bristol waren von dem für seine Äther- und Chloroformnarkosen berühmten John Snow (1813 bis 1858) durch einen langen Beitrag in *The London Medical Gazette* auf die entscheidende Rolle des Wassers bei der Übertragung der Cholera aufmerksam gemacht worden.[61] Budd und Kollegen hatten bei ihren Untersuchungen auch die Luft einbezogen, weil sie nach der Miasma-Theorie als Vehikel der Ansteckung galt.

Was sie gesehen haben, oder vielmehr, was sie nicht gesehen haben, waren die Cholera-Vibrionen, obwohl sie in ihren Zeichnungen als winzige hakenförmige Elemente zu erkennen sind. Es waren die großen, gekörnten, fast kugelförmigen Zellen, die sie als Cholera-Zellen identifizierten und deren unterschiedliche Größe sie als Wachstum während der

Erkrankung interpretierten. Sie waren sich ihrer Diagnose relativ sicher, da sie sehr sorgfältig vorgegangen waren. Sie untersuchten unabhängig voneinander die Proben zweier Kranken des Hospitals und verglichen die Zeichnungen bei ihrem nächsten Treff. Diejenigen, die zahlreich und auffallend waren, erklärten sie zu Cholera-Zellen. Sie haben dann mehr als 50 weitere Patienten untersucht. Brittan hat die Cholera-Zellen auch in der Luft nachgewiesen, und Budd fand sie im Wasser. Dann verglichen sie ihre Ergebnisse mit den Proben Gesunder. Negative Ergebnisse bei Kranken gab es nur bei vier von 34 Fällen, und diese waren besonders schwer und starben schnell.[62]

Ihre Abbildungen, die sie der Veröffentlichung beigefügt haben, sprechen Bände über die Schwierigkeiten bei der Identifikation eines Erregers, wenn sich im Gesichtsfeld ganz verschiedene Zellen in allen Größenordnungen zeigen, und die Beobachter nicht auf ein schon bekanntes Bild eines Erregers zurückgreifen können. Im Grunde genommen konnte jedes einzelne dieser Elemente der Cholera-Erreger sein. Die Festlegung der Ärzte aus Bristol auf ganz bestimmte Zellen war reine Spekulation, deren sie sich wegen ihres durchdachten Vorgehens nicht bewusst geworden waren.

Es ist sinnvoll, sich einmal mit den Abbildungen zu befassen, die sie abgeliefert haben, auch mit den begrenzten Fähigkeiten der Optik, die sie einsetzten. Ich werde sie mit späteren von Robert Koch und anderen vergleichen, um das Handicap zu verdeutlichen, in dem die Ärzte aus Bistol steckten, und zwar nicht nur sie, sondern auch alle mikroskopierenden Zeitgenossen. Es geht vor allem um den eingesetzten Vergrößerungsmaßstab, den sie in einer für uns ungewohnten Form mitteilten, in »Magnified 420 diameters«.

Die Angabe der Vergrößerung mit Hilfe des Durchmessers des Gesichtsfeldes war Ausdruck eines Mangels. Da die Vergrößerung eines handgeschliffenen Objektivs oder Okulars noch nicht vorab berechnet werden konnte, stellte man sie im Nachhinein durch einen mikrometrischen Raster fest. Die Abstände dieses Strichraster wies pro Fläche Gravierungen in bekanntem Abstand auf. Durch Auszählen der im Gesichtsfeld gesehenen Striche war die Größe seines Durchmessers bekannt und wurde üblicherweise in Mikrometer angegeben. Ein Mikrometer ist ein tausendstel Millimeter (0,001 mm). Das »Field of View (FOV)«, der Diameter oder das Gesichtsfeld, das man hat, wenn man in ein Mikroskop sieht, ist umso größer, je kleiner die Vergrößerung des Mikroskops. Der Durchmesser des Gesichtsfeldes beträgt bei einer 20-maligen Vergrößerung rund 9 Millimeter (mm). Ist das Gesichtsfeld 0,9 mm, somit 10 Mal kleiner, dann ist die Vergrößerung um den Faktor 10 größer. Das Mikroskop vergrößert also 200 Mal. Bei einer Halbierung dieses Gesichtsfeldes auf 0,45 mm entsprechend 450 Mikrometer verdoppelt sich die Vergrößerung auf 400 Mal.

Die Ärzte aus Bristol geben mit »420 Diameters« leider den Maßstab Mikrometer nicht an, so dass nicht sicher ist, ob sie nicht vielleicht Mikro-Inches gemeint haben. Dann wäre der Durchmesser des Gesichtsfeldes ca. 2 ½ Mal größer und die eingesetzte Vergrößerung um eben diesen Faktor kleiner. Nach den Bildern zu urteilen, kann das aber nicht der Fall gewesen sein. Bei einer ca. 170-fachen Vergrößerung sind solche Details nicht zu erkennen. Robert Koch hat den Cholera-Erreger erst bei einer 1000-fachen Vergrößerung deutlich genug gesehen, um ihn sicher identifizieren zu können. Die Cholera-Vibrionen sind ca. 0,002 Mikrometer lang. Bei einer tausendfachen Vergrößerung, die Robert Koch benutzt hat, erscheinen sie als 2 Millimeter lange und schmale Gebilde im Gesichtsfeld des Mikroskops. Bei der von den Ärzten aus Bristol genutzten ca. 420-fachen Vergrößerung sind sie ein nicht einmal einen Millimeter langer Strich, den sie in ihrer Beschreibung auch prompt negiert haben. Die Zahlengleichheit von Diameter und nach der Umrechnung in Vergrößerung ist hier reiner Zufall (Abbildungen 2-6).

Abbildungen 2 bis 5 (von links nach rechts): Frederick Brittan, Report of a Series of Microscopical Investigation on the Pathology of Cholera. London Medical Gazette 1849, vol. 44 (p. 530–542).
In Abbildung 2 sind kristalline Substanzen aus dem Stuhl von Cholera-Kranken dargestellt. Abbildung 3 zeigt schon, dass die Untersucher eine falsche Spur verfolgten. Was sie mit *a* demonstrieren wollen, sind Cholera-Zellen im Erbrochenen eines Cholera-Kranken, aber es sind nicht die deutlich zu sehenden kommaförmigen Elemente, sondern die ganz kleinen kreisrunden, die sie als Cholera-Zellen identifizieren. Sie werden in Abbildung 4 bei *a* sehr groß und kompakt im Verlauf des Fortschreitens der Erkrankung. Ganz deutlich wird ihre Fehleinschätzung in Abbildung 5. Dort sind ihre großen Cholera-Zellen in verschiedenen Stadien dargestellt, einschließlich einer unter Druck gerissenen Zelle, die ihren Inhalt aus Zellplasma abgibt.

Abbildung 6 (unten) zum Vergleich: Robert Kochs Bazillen-Reinkultur aus Trinkwasser wurde bei einer 1000-fachen Vergrößerung aufgenommen (Meyers Konversations-Lexikon. 5. Auflage. Leipzig und Wien 1896, Bd. 2, S. 368).

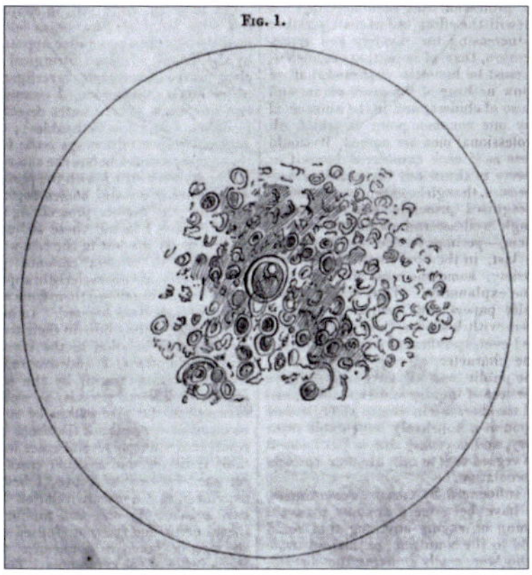
Fig. 1.

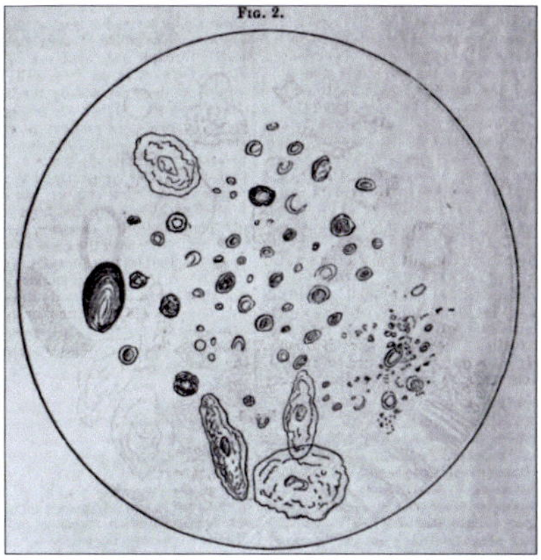
Fig. 2.

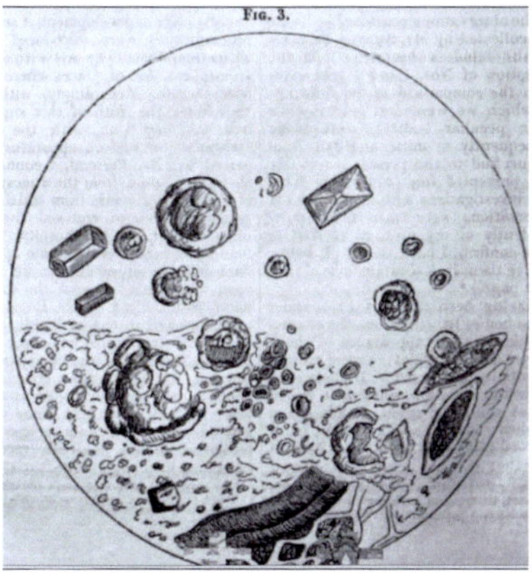
Fig. 3.

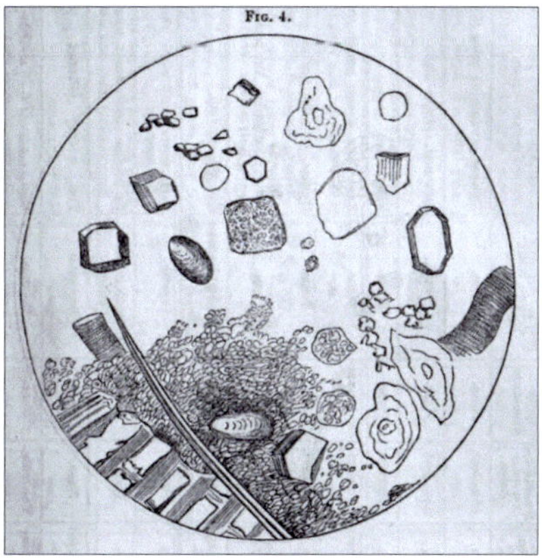
Fig. 4.

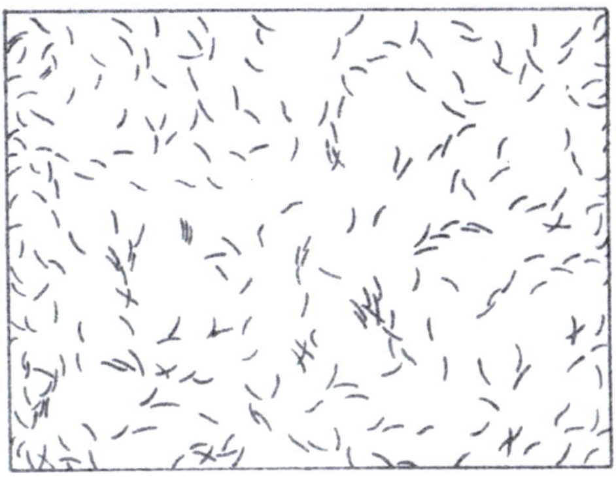

In London war man 1854, fünf Jahre nach den mikroskopischen Untersuchungen der drei Ärzte aus Bristol, durch die früheren Anregungen von John Snow nahe an der Aufklärung des Infektionsweges über das Trinkwasser, und auch die Rolle eines »Vibrionia called *bacterium*« wurde diskutiert und im Bericht zur Epidemie festgehalten.[63] Sie werden hier als eine Kette von Perlen beschrieben:

»Neben den Pilzen gab es äußerst winzige, farblose, undeutlich wie Perlen aneinander gereihte Fasern« (»Besides the fungi there were extremely minute, colourless, indistinctly beaded fibres«).[64] Und es waren auch nicht die dieselben Erreger, die von den drei Ärzten aus Bristol 1849 als Vibrionen identifiziert worden waren. In diesem Report zu wissenschaftlichen Untersuchungen der Cholera-Epidemie von 1854 wird mehrfach auf das Vorhandensein solcher Vibrionen im Wasser und an den Stoffen und Laken von Cholera-Kranken hingewiesen, wenn diese Reiswasserstühle hatten.[65] Da sie im Trinkwasser immer mit vielen anderen Lebewesen vermischt auftraten, konnten sich die Berichterstatter zurecht nicht darauf festlegen, dass ihre Vibrionen verantwortlich für Cholera seien oder als direkte Ursache angesehen werden könnten.

Der erste »Demonstrator für die menschliche Anatomie und für das Mikroskop« am St. Thomas Hospital in London, George Rainey (1801 bis 1884), der schildert, was im Mikroskop bei der Untersuchung der Luft auf Cholera-Stationen in einem Gesichtsfeld von »900 of diameter«, entsprechend der sehr geringen 200-fachen Vergrößerung, nur unscharf zu sehen war, blieb sehr unsicher darin, was er zu sehen bekommen hatte. Die Luft war durch destilliertes Wasser hindurchgeleitet worden, das dann unter dem Mikroskop untersucht wurde. Rainey, der wissen wollte, ob seine Vibrionen nicht nur im Stuhl von den an Cholera Verstorbenen zu finden waren, sondern auch im Stuhl der an anderen Krankheiten Verstorbenen, musste feststellen, dass er sie auch bei denen zu sehen bekam. Also, so schloss er, waren seine Vibrionen nicht für die Cholera verantwortlich zu machen.[66] Der Report über die Cholera hält fest, dass die vermeintlichen Vibrionen, wenn überhaupt, nur eine indirekte Rolle spielen können, als Anreger für die Entwicklung der schädlichen Ausdünstungen, die aus dem Boden oder von den Kranken in die Luft abgegeben wurden. Eine Auffassung, die am besten in diesen Bemerkungen zum Ausdruck kommt:

»Pilzsporen waren sehr selten, und Vibrionen waren sehr zahlreich nur in den Kleidern, die mit Reiswasserabscheidungen beschmutzt waren«.[67] »Dr. Hassall führt aus, dass sich weder Vibrionen noch Pilzsporen in die Atmosphäre durch bloße Ausdünstung aus den Flüssigkeiten, die sie enthalten, erheben. Trotzdem werden auf einer Cholera-Station sicherlich Darmentleerungen auf den Boden oder auf die Bettlaken geschüttet und trocknen dort, die in ihnen enthaltenen Virbrionen könnten in diesem getrockneten Zustand in der Luft der Station verteilt werden. Wir haben schon unseren Verdacht geäußert, dass, wenn der Umfang dieser Untersuchungen erweitert wird, die An- oder Abwesenheit von Vibrionen in der Luft oder im Wasser, durch das sie gefiltert wird, von anderen Umständen abhängig gefunden werden würde – vom Grad der Belegung der Stationen, von den Bedingungen der Belüftung und Temperatur, die die Menge der verbreiteten organischen Materie beeinflusst, und vom Grad seiner Fäulnis«.[68]

Noch einmal: die britischen Ärzte wussten aus einer Unzahl von Untersuchungen um das Vorhandensein der von ihnen als Vibrionen identifizierten Keime in den Darmentleerungen und sogar im Trinkwasser. Auch wenn sie vermutlich nicht die richtigen identifiziert hatten, schlossen sie, wo es irgend ging, Vibrionen in einer groben Verallgemeinerung generell aus. »Es gibt keinen ausreichenden Grund zu denken, dass die niederen Tiere für Cholera empfänglich seien«.[69] Ihr Vorkommen im Stuhl sei kein Beweis, dass sie die Cholera ausgelöst haben. Sie könnten ja erst durch die Fäulnisprozesse im Stuhl entstanden sein. Allein die Formulierung »für Cholera empfänglich« spricht Bände. So kann man nur mit dem Miasma im Kopf denken. Henle hätte die Vibrionen als möglicherweise für die Cholera verantwortliche Lebewesen und nicht als bloße Empfänger eines unbestimmten Stoffes aus der Luft angesehen, den die Vibrionen durch den menschlichen Körper tragen. Mit einer solchen apodiktischen Grundeinstellung gab es natürlich keinerlei Ansporn, einen Cholera-Erreger dingfest zu machen und weiter nach besseren Beweisen zu suchen.

Im gleichen Jahr, 1854, als George Rainey für das britische wissenschaftliche Cholera-Kommitee mit der Identifikation des Cholera-Erregers scheiterte, hat Filippo Pacini (1812 bis 1883) in Italien als Professor für Anatomie in Florenz, im Gesichtsfeld des Mikroskops die richtigen Elemente als Vibrionen identifiziert. Pacini kannte die Untersuchungen von Swayne, Budd und Brittan, die er mit »cellule o funghi di cholera«, Zellen oder Cholera-Pilze, zitiert und die auch er gesehen hat. Aber er hält nicht für bewiesen, dass sie für die Cholera verantwortlich zu machen sind, da ihre Reste auch in Nahrungsmitteln und anderen Orten und bei anderen Krankheiten gefunden werden. Er beruft sich mit seiner methodischen Skepsis auf Henles *Handbuch der rationellen Pathologie* von 1846, das 1853 in italienischer Übersetzung vorlag.[70] Der Duktus seiner Abhandlung lässt darauf schließen, dass er sich Henle und dessen These von einem lebendigen, vermehrungsfähigen Infektionskeim zu eigen gemacht hat. Pacini hat vier Cholera-Tote seziert und vor allem deren Darmschleimhaut mikroskopisch untersucht. Die sehr kleinen Vibrionen waren Pacini bei den ersten drei Sektionen gar nicht aufgefallen, weil sie verborgen lagen unter Schleim- und Epithelzellen des Darms. Als er diese Zellen bei der vierten Autopsie unter dem Mikroskop ein wenig voneinander trennte, sah er Myriaden von Vibrionen herauskommen. Zusammen mit den krankheitsspezifischen Veränderungen der Darmschleimhaut hielt er die Cholera für eine durch einen lebenden und vermehrungsfähigen Erreger ausgelöste kontagiöse Krankheit, für die er die winzigen Vibrionen verantwortlich gemacht hat, solange kein anderer Erreger gefunden werde.[71]

Pacini hat die Länge der Cholera-Vibrionen mit 0,002 bis 0,004 Millimeter gemessen und ihre Breite mit 0,0005 bis 0,0007 Millimeter.[72] Das sind sehr genaue Angaben und sie stimmen mit denen von Robert Koch eine Generation später überein. Aber leider hat Pacini keine Angaben über die Vergrößerung des Mikroskops gemacht und keine Zeichnung veröffentlicht. Er gibt aber einen Hinweis, wie seine Vibrionen ausgesehen haben: Wie ein *Bacterium termo*, das Dujardin 1841 in seiner Naturgeschichte der Zoophyten und Infusorien beschrieben hat (Abbildung 7). Félix Dujardin (1801 bis 1860) war ein selbsttrainierter Naturforscher und zur Zeit seiner Veröffentlichung Professor für Botanik und Zoologie an der neu gegründeten Fakultät der Naturwissenschaften in Rennes.[73]

Dujardin war mit den Möglichkeiten der seit 15 Jahren zur Verfügung stehenden achromatisch und asphärisch korrigierten Mikroskope durchaus nicht zufrieden. Sie erlaubten ihm nur, in einem Gesichtsfeld von 300 bis 400 Diameter, entsprechend einer Vergrößerung von 600 bis 420 Mal, die Umrisse und Formen zu erkennen, »anstatt sie durch eine nebulöse und diffuse Kontur zu erahnen«. Er hat wegen des Nebels im Allgemeinen auf eine 1000-fache Vergrößerung verzichtet. Mit einer schwächeren Vergrößerung sah man klarer und kontrastreicher.

Dujardin hat sich wie kein anderer vor ihm dazu geäußert, was man bei welcher Vergrößerung und mit bestimmten Objektiven und Linsen gerade noch gut sehen kann. Kleine fadenförmige Organe in einer Breite von einem dreißigtausendstel Millimeter erkennt man nicht besser als ein Seidenfädchen mit bloßem Auge. Kugelförmige Körper mit einem

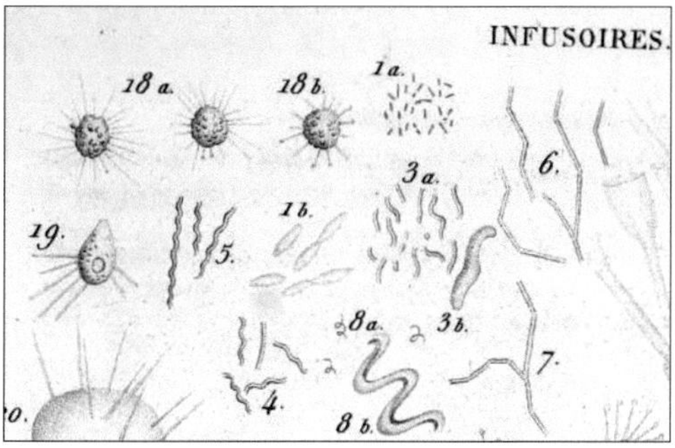

Abbildung 7: Im *Bacterium termo* sieht Dujardin die kleinsten Infusorien mit einer Länge von 0,002 bis 0,003 und einer Dicke von 0,0006 bis 0,0018. Das ist genau die von Pacini angegebene Größenordnung. Sie sind länglich, manchmal hängen zwei aneinander, und sie bewegen sich wackelig (vacillant), ein Hinweis auf Begeißelung, die Dujardin nur manchmal für einen kurzen Augenblick gesehen hat. *1a* zeigt die winzigen Vibrionen bei 300-facher Vergrößerung, *1b* einige wenige bei einer von Dujardin angenommenen 1000-fachen Vergrößerung mit angedeuteten Geiseln, deren Bewegungen hier als »undulierend«, wellenförmig, beschrieben werden. (Dujardin, a. a. O., Tafel 1, Fig. 1. Erklärung S. 212)

Durchmesser von einem tausendstel Millimeter erscheinen wie das Pollenkorn einer Malve mit bloßem Auge.

Ein Pantoffeltierchen von einem Fünftel Millimeter Länge erscheint bei einer 40-fachen Vergrößerung acht Millimeter lang, bei einer 4-fach stärkeren Vergrößerung ist es dann schon 32 Millimeter lang und sehr deutlich, vorausgesetzt die Linse ist gut eingerichtet und zentriert und die Lichtstrahlen durch ein gutes Blendensystem gesteuert. Das allerdings führt zu einem sehr begrenzten Gesichtsfeld und zwingt das Auge in eine gleichbleibende Position ans Mikroskop mit dem Ergebnis schneller Ermüdung. Und man braucht dann lange, um das Objekt überhaupt zu finden. Auf jeden Fall ist ein solches Mikroskop aus einfachen Linsen einem kombinierten nicht-achromatischen haushoch überlegen. Die Vibrionen zeigen sich erst bei einer 500-fachen Vergrößerung als haarfeine Struktur. Erst mit weiteren Verbesserungen des Mikroskops ließen sich zusammengesetzte Körper unterscheiden, und man solle sich der Grenzen der Sichtbarkeit bewusst sein.[74] Und während er von einer Verbesserung der Mikroskope träumte, hat er sich theoretische Gedanken zur Klassifikation des Gesehenen gemacht.

Dujardin hat auch eine Nährlösung aus Gelatine, Meersalz, Oxalat und Ammoniumphosphat für das *bacterium termo* angegeben, Pacinis

Referenz für den Cholera-Erreger, und es bereits 1836 bei Zimmertemperatur in zehn Tagen angereichert.[75] Pacini hatte das Anlegen einer Kultur unterlassen, was sich im Nachhinein betrachtet als ein schwerwiegender Fehler herausstellen sollte, der die weitere Forschung ausgebremst haben dürfte. Interessant an den Angaben Dujardins ist, dass es schon 13 Jahre vor den mikroskopischen Untersuchungen der Ärzte aus Bristol und 18 Jahre vor den Untersuchungen Raineys und Pacinis die Möglichkeit gegeben hat, Vibrionen in einer Kultur zu züchten. Es lag also nicht an einem Mangel an Möglichkeiten, den Erreger der Cholera zu fassen. Was fehlte war die Möglichkeit, die Bakterien in reinen Kulturen voneinander zu trennen, die wichtigste Voraussetzung, um die Krankheit in Tierversuchen beweiskräftig zu übertragen.

Während Pacinis Entdeckung nicht wahrgenommen und die Rolle von Einzellern bei der Krankheitsentstehung durch die einflussreiche britische Kommission in ihrer Befangenheit in alten Denkmustern bewusst abgelehnt worden war, war die Cholera-Epidemie in Westeuropa erloschen, weitere Untersuchungen nicht mehr möglich. Die Forscher hätten sich schon nach Chicago oder nach Russland aufmachen müssen. Russland blieb bis 1860 fest im Griff der Epidemie, die letztlich eine Million Tote gekostet haben soll. Robert Koch hatte 1883 nach dem wieder gelungenen Nachweis der Cholera-Vibrionen eine Inspektionsreise nach Ägypten und Indien unternommen, um die Identität der Erreger zu beweisen und ihn, allerdings vergeblich, in Tierversuchen zu übertragen. Aber da wusste er schon genau, wonach er zu suchen hatte.

Verbesserungen an den Mikroskopen

Pieter Harting (1812 bis 1885) hat sich besonders intensiv mit den optischen und mechanischen Schwächen des Mikroskops auseinandergesetzt. Er war 1841 Professor für Pflanzenkunde, Chemie und Medizin am Atheneum in Franeker in den Niederlanden und später Professor für Pharmazie, Pflanzenphysiologie, Zoologie und vergleichende Anatomie in Utrecht, ein Professor für alles, was die Naturkunde zu bieten hat. Seine lateinische Einführungsrede am 22. Juni 1842 in Franeker hielt er über das Mikroskop, seinem wichtigsten Arbeitsgerät »für alle Untersuchungen der Natur«.[76] Er hat es nicht bei der Empfehlung belassen, sondern von 1848 bis 1850 ein großes Handbuch zur Geschichte der Mikroskopie und zu den optischen Qualitäten der aktuellen Modelle verfasst, Kaufempfehlungen und Preisangaben eingeschlossen. Die Preise der Instrumente waren entscheidend, wenn die Mikroskopie an den noch schlecht ausgerüsteten Universitäten und bei der Ausbildung der Studenten eine Rolle spielen sollte. Harting zeigte den wissenschaftlich tätigen Mikroskopikern die von den Linsensystemen und Beleuchtungseinrichtungen gesetzten Grenzen und betrachtete Auge und Mikroskop als eine optische Einheit.

»Um das Wahrgenommene gehörig deuten zu können, bedarf es durchaus einer genauen Kenntniss des benutzten Instruments, namentlich in seiner optischen Zusammensetzung«.[77] Man müsse die Lichtstrahlen durch das optische System verfolgen und auch ihre Streuung am Objekt berücksichtigen. Und »sobald das Auge über das Mikroskop kommt, machen beide zusammen ein optisches Ganzes aus: alle Theile desselben tragen dazu bei, das Bildchen zu erzeugen, welches auf der Netzhaut einen Eindruck hervorruft, dessen fernere Deutung dann eine reine Verstandessache ist«. Das heißt nichts anderes als dass auch die Abbildungsfehler durch das Auge zu berücksichtigen waren, wie Kurz- und Weitsichtigkeit, Hornhautkrümmung (Astigmatismus), Glaskörpertrübungen, Linsentrübungen (grauer Star).

Der Beobachter war in einer schwierigen Lage. Er hatte Objekte zu differenzieren, die ihm das Mikroskop in viel hundertfacher Vergrößerung anbot, die er als erster sah und für die es kaum gesicherte Vergleichsmöglichkeiten und wenig verlässliches Bildmaterial gab. Eine Situation, in der das Auge zwar sieht, aber der Verstand noch weitgehend auf Vermutungen angewiesen blieb. So war es oft schwer zu entscheiden, ob das Gesehene durch Linsen- und Augenfehler verfälscht oder schlimmstenfalls nur vorgegaukelt war.

Die optischen Fehler eines Mikroskops zu Anfang des 19. Jahrhunderts behinderten die Auflösung der Objekte, weil die Bildpunkte wegen der sphärischen und der chromatischen Aberration als Zerstreuungsscheibchen und unscharf mit farbigen Rändern abgebildet wurden. Bis dahin betrafen Fortschritte vor allem die mechanische Einrichtung und die Beleuchtung, aber kaum die Optik der Linsen. Einfache Mikroskope waren zu Beginn nichts anderes als eine sehr kleine Lupe mit einer im Brennpunkt fixierten Nadel, um den Objektträger zu befestigen.

Antony van Leeuwenhoek (1632 bis 1723) hatte die Richtung vorgegeben, die ernsthafte Mikroskopierer ein Jahrhundert lang verfolgen sollten, und im Laufe seines Lebens selbst 419 Linsen geschliffen und 247 Mikroskope hergestellt (Abbildung 8, S. 66). Drei der Linsen waren

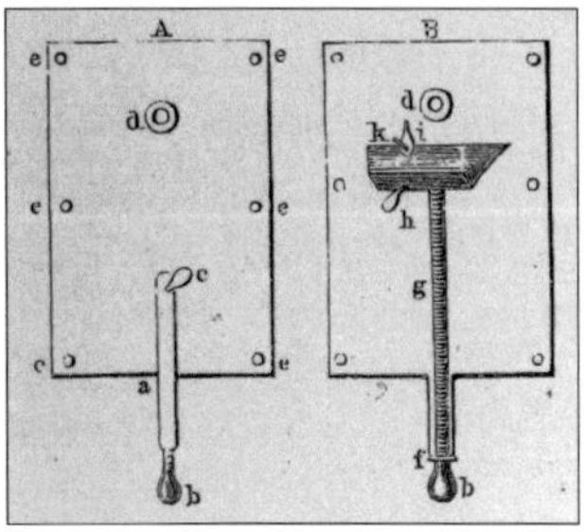

Abbildung 8: Leeuwenhoek'sches Mikroskop nach einer Zeichnung des Naturalisten Henry Baker (1698 bis 1774) des Mikroskops, das Leeuwenhoek der Royal Society zusammen mit 26 Linsen vermachte. Sie waren alle bikonvex und vergrößerten zwischen 40 und 160 Mal, eine Linse im Kabinett von Utrecht sogar 240 Mal. Links *(A)* das Instrument von vorne, rechts *(B)* von hinten. Die Linse ist im kleinen Loch *d* zwischen den zwei mit den Schrauben *e* zusammengepressten Platten. Die übrigen Elemente bilden den nach oben und Richtung Linse mit den Schrauben *g* und *h* verstellbaren Objektträger, auf dem eine drehbare Nadel *i* zur Befestigung des Untersuchungsobjekts angebracht ist. Das ganze Mikroskop wurde mit der Hand gegen das Licht gehalten. Einen Spiegel, der das einfallende Licht steuern konnte, gab es nicht. Mehr als die Hälfte der Mikroskope waren in Silber gefasst. Sie wurden nach seinem Tod auf einer Auktion nach Gewicht versteigert. Der hohe Silberanteil erklärt vielleicht, warum kaum eines der an holländische Käufer gegangenen Mikroskope erhalten geblieben ist. (Harting, a. a. O., S. 602)

aus Bergkristall geschliffen, eine sogar aus einem Sandkorn. Solche kleinen Linsen konnten relativ einfach auch durch einen geschmolzenen Glastropfen, der in das Loch einer Metallplatte fiel, gewonnen werden. Ihre fast kugelförmige Krümmung verursachte allerdings an den Rändern eine starke Verzerrung, sodass es mühsam war, bei durchfallendem Licht in dem kleinen Gesichtsfeld in der Mitte der Linse Beobachtungen zu machen.[78] Später versuchte man die Kombination von bis zu vier sehr viel größeren Lupen, die verstellbar an einem Stativ als Lupenträger angebracht waren (Abbildung 9).

Erst die Linsenkombinationen des Wiener Optikers Simon Plössl (1794 bis 1868) aus den 1830er Jahren waren so hervorragend korrigiert, dass sie von vielen Wissenschaftlern als ihr wichtigstes Arbeitsgerät angesehen wurden (Abbildung 10). Plössls einfache Mikroskope zeigten eine lange durch die kombinierten, mit Objektiv und Okular ausgerüsteten röhrenförmigen Mikroskope nicht erreichte Klarheit und Schärfe, denn die stärkere Vergrößerung in den kombinierten Mikroskopen mit Hilfe der Okulare hat zunächst auch die optischen Linsenfehler potenziert. Ein einfaches Mikroskop von Plössl wurde noch vom Botaniker und Theoretiker der Zelle als Grundeinheit von Pflanzen und Tieren, Matthias Jacob Schleiden, in seinen *Gründzüge(n) der wissenschaftlichen Botanik*

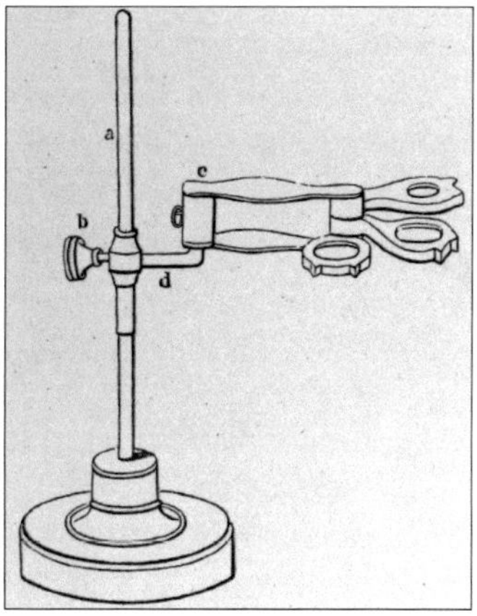

Abbildung 9: Listers Lupenträger. Joseph Jackson Lister (1786 bis 1869) war Weinhändler und entwickelte achromatische Linsen, die er mit Hilfe der Instrumentenbauer James Smith und Andrew Ross in kombinierte Mikroskope einbaute. Das hier abgebildete einfache Mikroskop vergrößerte je nach Linsen 4 bis 120 Mal, bestenfalls bis zu 300 Mal. Hier war das Problem mit den Abbildungsfehlern anfangs mindestens ebenso groß, da die Optiker nur darauf achteten, möglichst viele Lupen für eine starke Vergrößerung zu kombinieren und sie nicht aufeinander abstimmten, »ihre Abstände und Krümmungen so zu reguliren, dass eine Linse die andere gehörig unterstützt, um dadurch die Aberration zu verbessern«. (Harting, a. a. O., S. 637, Abbildung S. 641)

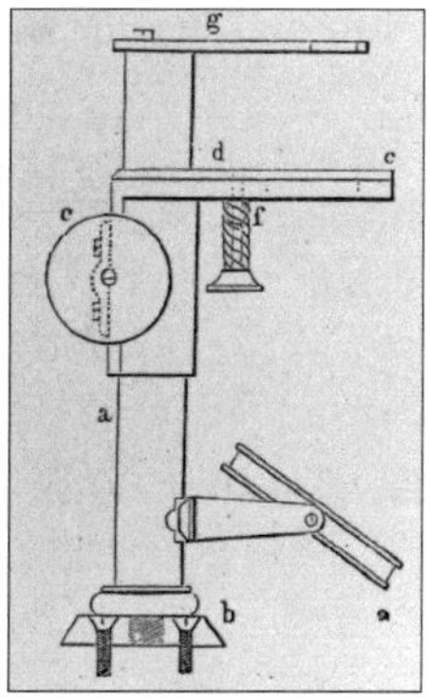

Abbildungen 10: einfaches Mikroskop von Plössl. Die Linse liegt in der oberen Fläche *g*, der Objektträger *d* ist mit *c* verstellbar, der untere Arm hält einen Hohlspiegel zur Beleuchtung. (Harting, a. a. O., S. 645)

von 1845 gerühmt.[79] Es kostete nur 17 Thaler, mit sechs achromatisch und asphärisch korrigierten Doppellinsen bei einer 12- bis 300-fachen Vergrößerung. Ein wichtiger Vorzug der einfachen Mikroskope war, dass keine Bildumkehr im Strahlengang erfolgt. Das erleichtert die Kontrolle bei Manipulationen am Objekt.

Das Hauptproblem der aus Objektiv und Okular zusammengesetzten Mikroskope blieb die chromatische Aberration, die für die größeren Ferngläser und Teleskope schon in der zweiten Hälfte des 18. Jahrhunderts erfolgreich angegangen worden war. Die Korrektur erfolgte durch eine Kombination verschiedener Gläser des Objektivs, die die farbigen Anteile des Lichts unterschiedlich brachen und in der Kombination die Abweichungen ausglichen: mit dem stark quarzhaltigen Kronglas, das die Farbanteile des Lichts beim Durchgang durch die Linse sehr unterschiedlich brach, und mit dem bleihaltigen Flintglas und seiner sehr viel geringeren Brechung. Die Schwierigkeit war, für ein Mikroskop so kleine kombinierte Linsen herzustellen und Reflektion zwischen ihnen zu vermeiden. Um auch die sphärische Aberration zu verringern, musste die beiden Linsen des Objektivs, das sogenannte Doublet, plankonvex sein, mit der flachen Seite dem Objekt zugewandt. Eine solche Kombination, bei der die beiden plankonvexen Linsen in veränderlichem Abstand zueinander in die Objektivröhre eingesetzt wurden, hat der englische Arzt, Physiker und Chemiker William Hyde Wollaston (1776 bis 1828) kurz vor seinem Tod angegeben. Mit ihr konnte durch Änderung des Abstandes mit einem Schraubengewinde die beste Schärfe eingestellt werden.

Die Linsen wurden per Hand geschliffen, was bei den kleinen Linsen des Objektivs eine große Erfahrung erforderte. Schwieriger noch waren Linsenkombinationen, die nicht berechnet werden konnten, sondern durch Probieren, dem »Tartonnement« oder »Pröbeln« hergestellt werden mussten.[80] Je kleiner die stark vergrößernden Linsen, desto größer ihre Wölbung und die Brechung der vom Objekt ausgehenden Strahlen. Ein Teufelskreis von Vergrößerung und Zunahme der Abbildungsfehler. Solche kombinierten Mikroskope wurden vor der Korrektur der Abbildungsfehler eher von Dilettanten zum Vergnügen, »zur Befriedigung kindischer Neugier«, benutzt, so Harting in seinem Werk zur Mikroskopie. Ein brauchbares kombiniertes Mikroskop wurde erstmals 1807 von dem holländischen Mechaniker Herman van Deyl gebaut, der über eine lange Erfahrung mit achromatischen Teleskopen verfügte (Abbildung 11).

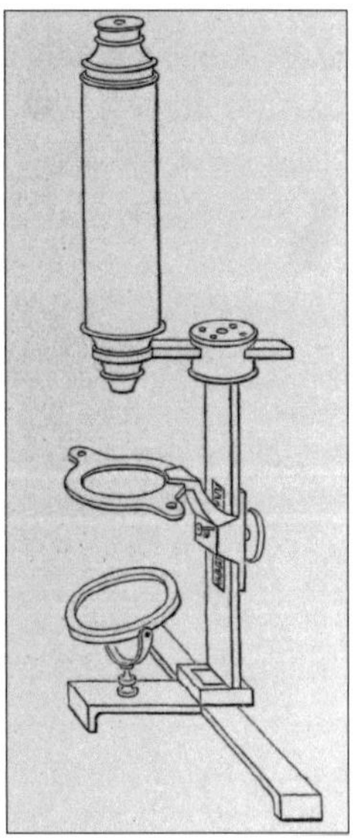

Abbildung 11: Mikroskop von Herman van Deyl (Harting, a. a. O., S. 693)

Mit ihm konnten Strukturen schon bei einer Vergrößerung differenziert werden, für die nichtachromatische Objektive eine drei Mal höhere erforderten. Allerdings war die alleinige Vergrößerung des Objektivs gering (12x) und wurde deshalb durch ein stärkeres Okular ausgeglichen, was wiederum die Schärfe beeinträchtigte. Solche achromatischen Mikroskope hatten immer noch eine schlechtere Auflösung als die einfachen Mikroskope, dem wichtigsten Kriterium für wissenschaftliche Untersuchungen. Mit zwei Maßnahmen wurden die zusammengesetzten Mikroskope verbessert: Zwischen die beiden Linsen des Objektivs eingebrachter Kanada-Balsam verminderte die Reflexion zwischen den Linsen und erhöhte so Helligkeit und Schärfe; durch

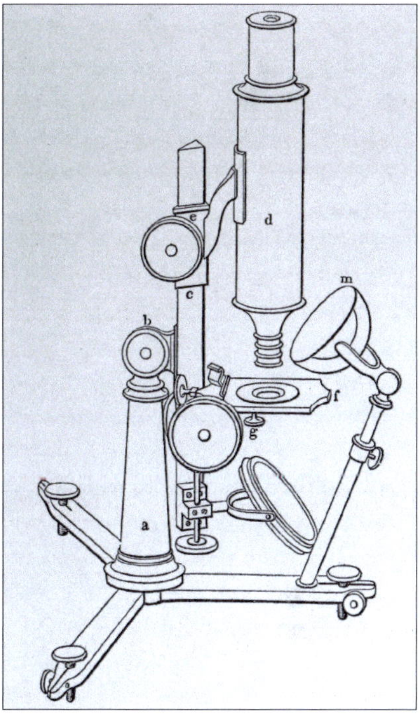

Abbildung 12: Plössls kombiniertes Mikroskop von 1830 war bei Wissenschaftlern in regem Gebrauch. Die auf einem Dreifuß ruhende Mechanik erlaubte eine vertikale und eine leicht geneigte Nutzung des Mikroskops, eine gute Feineinstellung des Objektträgers und eine Bewegung der Objekte im Gesichtsfeld. Ein Hohlspiegel zur Betrachtung im Durchlicht und ein Prisma im Auflicht sorgten für helle Bilder. Verschiedene Objektiv- und Okularsätze mit achromatischen und asphärischen Linsen vergrößerten bis 1500 Mal. (Harting, a.a.O., S.730)

eine Kombination von zwei bis drei dieser Doppellinsen im Strahlengang gelang auch eine Verminderung der sphärischen Aberration. Das war um 1827. Chevalier baute 1840 ein Mikroskop, das bei 308-facher Vergrößerung immer noch eine hohe Auflösung zeigte, wie Pieter Harting mit »Nobert'schen Täfelchen« für mikrometrische Messungen 1845 demonstrierte.[81]

Jacob Henle konnte 1840 als neuer Ordinarius für Anatomie und Physiologie und Direktor des Anatomischen Instituts in Zürich wegen der dürftigen Ausstattung mit Mikroskopen zunächst nur über ein Sonnenmikroskop für Projektionen bei Demonstrationen der Firma Oechsle verfügen und auf drei in Privathand befindliche Mikroskope von Amici, Pistor und Schieck zurückgreifen. Die Bestellung eines Mikroskops von Schieck wurde von der Universitätsleitung zugesagt. Das Schiek'sche Mikroskop hatte Henle schon bei Müller in Berlin kennengelernt. Müller hatte in seine Untersuchungen in Bonn mit einem Mikroskop von Fraunhofer und dessen aus den astronomischen Teleskopen bekannten Schraubenmikrometer begonnen. In seinem Nachruf auf Theodor Schwann von 1882 schrieb Henle über seine Zeit in Berlin als Mikroskopiker bei

Johannes Müller, bevor er nach Zürich ging, dass die Mikroskope aus den Werkstätten von Pistor und Schiek in Berlin und von Pössl in Wien gut, handlich und aus den Ersparnissen eines studentischen Wechsels noch erschwinglich waren. Schieks kleinstes kombinierte Mikroskop mit 40-facher bis 500-facher Vergrößerung kostete 40 Thaler.[82] Theodor Schwann arbeitete in der Regel mit einer 450-fachen Vergrößerung eines Mikroskops von Schiek.[83]

Welches Ansehen geschickte Mechaniker genossen, die optische Geräte von hoher Qualität herstellen konnten, ist gut am Beispiel Carl Oechsles (1782 bis 1855) zu sehen, dessen Sonnenmikroskop Henle in Zürich benutzte. Er gründete 1809 in Esslingen eine Werkstatt vor allem für Fernrohre und Mikroskope und erhielt 1812 den Titel »Hofmechanikus«. Seit 1816 arbeitete er für seine optischen Berechnungen mit dem Astronomen, württembergischen Landesvermesser und Professor für Mathematik in Tübingen, Johann Gottlieb Friedrich von Bohnenberger (1765 bis 1831), zusammen. Der Magistrat der Stadt Esslingen soll öffentlich erklärt haben, »dass Oechsle die Stadt in den gleichen Rang wie London und München erhoben habe«.[84]

Einen durchschlagenden Erfolg hatte dann der aus Ansbach stammende Georg Oberhäuser. Er hatte erkannt, dass für den wissenschaftlichen Gebrauch des Mikroskops zwei Dinge entscheidend sind: einfache mechanische Handhabung und ein niedriger Preis. Es waren zunächst Trommelmikroskope, benannt nach dem kreisrunden Fuß, ab 1848 mit dem uns heute noch bekannten hufeneisenförmigen Fuß (Abbildung 13). Aus seiner Werkstatt in Paris waren bis zur Publikation Hartings Ende der 1840er Jahre 3000 Mikroskope ausgeliefert worden, darunter auch an Jacob Henle. Die Mikroskope konnten mit elf verschiedenen Linsensystemen bestückt werden, mit Vergrößerungen von 12,5 bis 1084 Mal, und die Tubuslänge war standardisiert.

Um 1850 waren die Abbildungsleistungen der wissenschaftlichen Mikroskope also auf einem Niveau, auf dem die diffizile Diagnostik auch der kleinsten Einzeller einige Aufschlüsse über deren Rolle bei der Entstehung von Infektionskrankheiten versprach. Und, so Harting, »es ist die Pflicht des Geschichtsschreibers, hervorzuheben, dass Oberhäuser es den jüngeren Naturforschern möglich gemacht hat, sich um weniges Geld brauchbare Instrumente zu wissenschaftlichen Untersuchungen zu verschaffen, und dass er hierdurch zur Ausbreitung mikroskopischer Kenntnisse wirksam beigetragen hat«.[85]

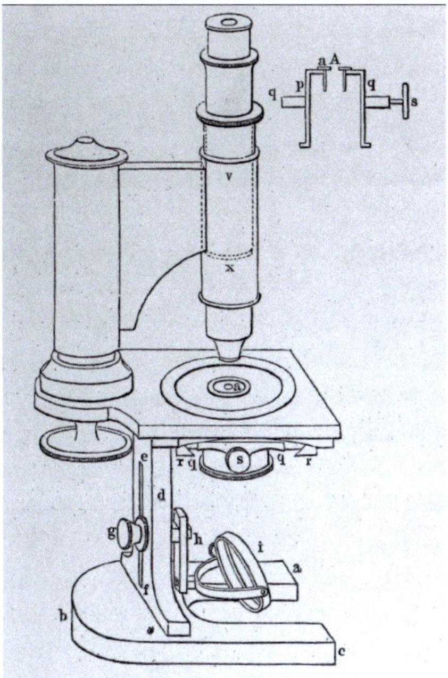

Abbildung 13: Das große Mikroskop von Oberhäuser. Mit schwerem hufeisenförmigen Fuß, einem in alle Richtungen verstellbaren Spiegel *g–i*, einer leichten Verschiebung der Objekte auf dem zur Manipulation freien Tisch, einer guten Verschiebbarkeit des Okulars in der senkrechten Mikroskopröhre. Die gesamte Mechanik war so gestaltet, dass ein stundenlanges Arbeiten nicht zur Ermüdung führte. (Harting, a. a. O., S. 706)

Vergebliches Warten auf das Ende der alten Grabenkämpfe

Kontagionisten und Miasmatiker haben ihre Spuren in der Praxis der Cholera-Bekämpfung hinterlassen. Sie werden noch bis Ende des Jahrhunderts den Ton angeben, während die Mikroskopiker nach dem Scheitern einer Zuordnung der Vibrionen zur Cholera erst einmal auf Tauchstation gegangen waren und ihre Nachweismethoden auf Vordermann brachten. Die Kontagionisten bevorzugten Maßnahmen der Krisenintervention, die nur mit behördlicher Autorität durchzusetzen waren, und alleine für den Sanitätskordon der Preußen bei der ersten Cholera-Epidemie 60000 Mann des Militärs mobilisieren musste. Die Miasmatiker setzten auf kurzfristige persönliche Hygiene und Diät und langfristig auf Sanierungen besonders betroffener Wohngebiete mit desaströsen sanitären Anlagen. Gut durchlüftete Straßen, die die Stagnation der Ausdünstungen von Kloaken beenden sollten, klare Trennung von Kloaken und Brunnen, Abwasserkanäle. Die Miasmatiker bestimmten über viele Jahrzehnte lang das Handeln von Tiefbaubehörden und Stadtplanern, an den Universitäten entstanden Lehrstühle für Hygiene, deren Leiter einen großen Einfluss auf städtische Baumaßnahmen ausübten. London war Vorreiter mit den allerdings prekären Folgen einer Schwemmkanalisation, bald galt München als beispielhaft. Die spekulierte falsche Annahme für die Ursache der Cholera durch ein mit der Luft transportiertes Miasma oder, wie nach Auffassung Max Pettenkofers, seiner Entstehung im Erdreich durch Fäulnis menschlicher Exkremente mit anschließender Ausdünstung in die Luft, führte zu vielen richtigen Interventionen, aber auch, wie in London, zu weiteren schweren Cholera-Ausbrüchen, da die kontaminierten Abwässer oberhalb von Trinkwasserentnahmestellen in die Flüsse eingeleitet worden waren. Zu großer Berühmtheit ist hier die *Southwark Water Company* gelangt, die ihre Wasserentnahme zusammen mit der fusionierten *Vauxhall Company* auch nach den verheerenden Cholera-Epidemien von 1849 und 1853 nicht wie die *Lambeth Water Company* nach oberhalb der Kanaleinlässe verlegt hatte. Das *Lambeth* Wasser war sauber. Die beiden privaten Wasserversorger hatten getrennte Leitungen zu den Häusern, so dass John Snow die Cholera-Todesfälle den Firmen zuordnen konnte. Im Bereich der *Lambeth Water Company* gab es in einem umschriebenen

Bezirk keinen einzigen, und auf ganz London bezogen, nur einen Bruchteil an Cholera-Toten. Die schlimmen Verhältnisse an der Themse waren schon lange vorher bekannt und hat auch Satiriker auf den Plan gerufen.

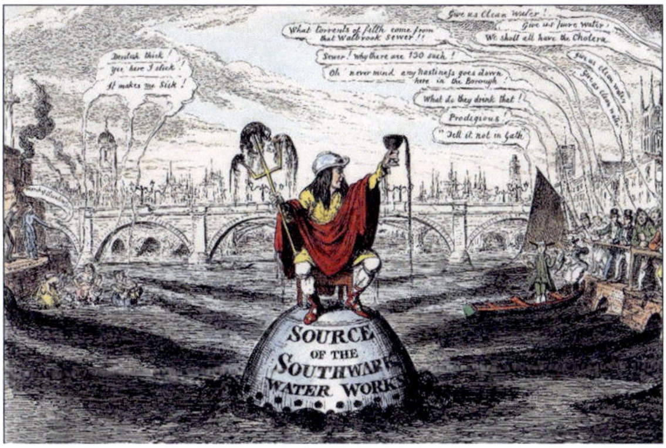

Abbildung 14: Southwarks Waterworks. Karikatur aus dem Cholera-Jahr 1832 von George Cruikshank (1792 bis 1878). Die weit verbreitete Karikatur zeigt die Stelle der Wasserentnahme in der Nähe der London Bridge genau dort, wo die Londoner Abwässer per Schwemmkanalisation in die Themse geleitet wurden. Der Eigentümer John Edwards präsentiert sich als Neptun, Herrscher über parfumierte Ströme, mit einem Nachttopf gekrönt. Er sitzt mit einem Stuhl auf einer umgekehrten Senkgrube, die die Quelle ist. Das Volk an den beiden Ufern macht seinem Unmut Luft: »Devilish thick! Yes here I stick. It makes <u>me</u> sick! What torrents of filth come from that Walbrook sewer!! Sewer! why there are 130 such. Oh! never mind any hastings goes down here in the Borrough! Why do they drink that! Prodigious. Jell it not in Gath. Give us clean water! Give us pure water. We shall all have the Cholera. Give us clean water. Give us clean water.« (»Teuflisch dick! Ja, hier stecke ich fest. Das macht <u>mich</u> krank! Welche reißende Fluten von Kot kommen von diesem Abwasserkanal von Walbrook!! Abwasserkanal! Warum gibt es davon 130. Oh! Das macht nichts, wenn irgendein Sandstein hier im Bezirk zusammenbricht! Warum trinken sie das! Erstaunlich. Geliere es nicht in Geth. Gib uns sauberes Wasser. Gib uns reines Wasser. Wir werden alle die Cholera bekommen. Gib uns klares Wasser. Gib uns klares Wasser«. Geliere es nicht in Geth (Gath, Gat): wahrscheinlich die Stadt der Philister aus der Bibel, Chronik 22, in der Goliath mit jeweils sechs Gliedern an Händen und Füßen wohnte. Hier vielleicht: forme kein Monster wie in Geth). Der Karikaturist Cruikshank hat den Zusammenhang zwischen der Lage der Trinkwasserversorgung und dem Risiko, an Cholera zu erkranken, klar erkannt. Wahrscheinlich hat die nicht vom Dogmatismus der Mediziner verseuchte Bevölkerung die Ursachen der Epidemie realistischer eingeschätzt. (Quelle: sewerhistory.org)

Snow und das Wasser im Brunnen

Für die Miasmatiker war die Sache klar. Die Luft war Transporteur der Seuche. Die Infektion erfolgte über die Lunge. Aber warum konnte sich keiner der Kontagionisten eine Ansteckung durch verseuchtes Wasser vorstellen? Es gab sehr viele Hinweise, dass stagnierende und faulige Wässer in der Umgebung der stärksten Ausbrüche der Epidemie eine Rolle spielten. Dort, wo Malaria, Typhus und einfache Durchfallerkrankungen gehäuft auftraten, schlug auch die Cholera zu. Wenn es die Ausdünstungen dieser Gewässer waren, die schlechte Luft (Mal-aria), dann müssen sich die Kontagien doch im Wasser befunden haben, aus dem sie in die umgebende Luft gelangten. Und die Cholera begann in den Därmen. Warum wurde nicht daran gedacht, dass sie durch Essen und Trinken ausgelöst worden sein könnte? Diesen naheliegenden Schritt im Denken zu vollziehen, war bis John Snow 1849 anscheinend nicht möglich. Schlimmer noch, Snow wurde weder in England noch im Ausland gewürdigt, nicht einmal wahrgenommen und in England erbittert bekämpft. So blieben seine Erkenntnisse ohne Folgen.

Ähnlich wie Baudin, der Kapitän der *Triton* 15 Jahre vorher mit seinen Zweifeln an der Übertragung durch die Luft auf hoher See, kam Snow in dem isolierten Labor eines Bergwerks auf die Idee, dass Wasser bei der Übertragung eine entscheidende Rolle zukommen muss. Baudin war aufgefallen, dass die Hauptbetroffenen an Bord diejenigen waren, die sich an frischer Luft aufhielten. Snow war aufgefallen, dass Bergleute besonders häufig an Cholera erkrankten. Die Bergleute machten in den acht Stunden unter Tage die Schächte zu ihrer Toilette und aßen die mitgebrachten Stullen mit schmutzigen Händen. In den »düsteren unterirdischen Passagen« war es ein Leichtes, sich die Hände zu beschmutzen und sich anzustecken.[86] Die Cholera grassierte in den dicht gedrängten Behausungen der Bergarbeiter, wo viele der armen Familien versuchten, durch Verkauf von Obst und Gemüse ihren Lebensunterhalt aufzubessern und die Behälter einfach unter das Bett eines Cholera-Kranken schoben und eine Mischung von Trinkwasser mit den Ausscheidungen der Kranken angenommen werden konnte, »entweder durch Eindringen in den Boden oder in Ziehbrunnen oder indem sie in Kanälen und Abzugskanälen in Flüsse fließen, durch die manchmal ganze Städte mit Wasser versorgt werden«.

Nach der zweiten Epidemie in London innerhalb von fünf Jahren war sich Snow dann sicher. In einer berühmt gewordenen Aktion hatte er in einem besonders belasteten Quartier Londons die Wasserpumpe in der *Broad Street* über Nacht stilllegen lassen, indem er die Pumpenschwengel entfernen ließ und den Bewohner sauberes Wasser aus Tankwagen geliefert wurde. Die Zahl der an Cholera neu Erkrankten war daraufhin rapide gesunken. Am 4. Juni 1855 verlas er ein Papier zur Cholera und der Wasserversorgung vor der *Epidemiology Society* mit dem eindeutigen Titel *On the comunication of cholera through the medium of water* und einer Festlegung: »Es war ein Irrtum anzunehmen, dass die Cholera immer oder sogar durchgängig mit der verunreinigten Luft zusammenhängt«.[87] Selbst das gewichtige Wort und der schlagende Beweis eines Brunnenversuchs des berühmten Mediziners hat kein Umdenken eingeleitet. Drei Jahre später war Snow im Alter von 45 Jahren an einem Schlaganfall gestorben.

Snow waren die Worte Kontagion oder Miasma nicht in die Feder gekommen. Er ging von der Ansteckung über einen wie auch immer gearteten Keim aus und sprach ganz bewusst von einem krankmachenden Stoff oder einem krankmachenden Gift. Die Annahme, dass die Cholera durch Ausdünstungen eines Kranken in die umgebende Luft und Einatmen in die Lunge eines anderen übertragen werde, habe zu sehr konfliktbeladenen Meinungen über die Krankheit geführt, sagte er. Es gebe überhaupt keinen Grund, andere Übertragungswege auszuschließen. Das zeigten schon die sehr unterschiedlichen Wege, über die in anderen ansteckenden Krankheiten die Verbreitung erfolgt.

Snow war sich also der Blockade, die durch die Grabenkämpfe von Miasmatikern und Kontagionisten ausgelöst wurde, voll bewusst und konnte so erkennen, dass alle Befunde für eine Übertragung durch das Wasser sprachen, einschließlich des eindeutigen, auf den Darmkanal beschränkten Beginns der Krankheit. Der massive Wasserverlust reiche aus, um den Kollaps und andere Symptome zu erklären.

Henle hatte sich noch nicht vom Antagonismus der Kontrahenten lösen können und versucht, weiterhin mit deren Begriffen klar zu kommen. Aber er arbeitete hartnäckig daran, das Miasma ein für alle Mal loszuwerden. Während der Kliniker und praktizierende Arzt Snow über Beobachtungen zur Erkenntnis der Rolle des Wassers gelangt war, schob der Pathologe und Physiologe Henle die sich widersprechenden Beobachtungen einfach beiseite und formulierte eine Hypothese, die auf den Nachweis des Kontagion als ein nur mikroskopisch zu fassendes, vermehrungsfähiges Lebewesen zielte. Snow hat selbst keine mikroskopischen Untersuchungen vorgenommen, aber den drei Ärzten aus Bristol den Tipp gegeben, bei ihren mikroskopischen Forschungen das Wasser zu berücksichtigen. Um 1850, zu Beginn der zweiten Pandemie in Europa, waren genügend Anhaltspunkte dafür vorhanden, dass bei der Entstehung der Cholera das Wasser die Achillesferse sein könnte.

Pacinis zu frühe Entdeckung des Cholera-Erregers

Obwohl Pacini in der europäischen wissenschaftlichen Welt durch seine Untersuchungen über die sensiblen Tastkörperchen an den Händen bekannt war und Henle zusammen mit Kölliker eine Abhandlung zu diesen sogenannten Pacini'schen Körperchen veröffentlicht hatte,[88] fand seine Schrift über die Cholera selbst in Italien keine Aufmerksamkeit. In England wurde seine spätere Abhandlung zur Cholera erstmals 1866 in einer Rezension vorgestellt, aber nicht übersetzt.[89] Darin beschrieb er die schwerwiegenden Schädigungen der Darmschleimhaut und wie die »Parasiten« die Aufnahme von Flüssigkeit an der geschädigten Schleimhaut verhindern. Pacini legte sich nicht auf Vibrionen fest, und es erscheint als Kapitulation vor der im Mikroskop zu sehenden Vielfalt, wenn er mit Carl von Linné (1707 bis 1778) und Marcus Élieser Bloch (1732 bis 1799) von einem Chaos von Infusorien (*caos infusorio intestinale*) spricht, das in den Därmen zu finden sei.[90] Bloch hatte 1782 in einem Band über Eingeweidewürmer 42 Parasiten systematisiert. Es galt bis zu Pacinis Zeiten als Standardwerk.[91]

Vordergründig sieht es tatsächlich so aus, als habe Pacini die von ihm selbst gelegte Spur der Vibrionen nicht weiter verfolgt. Er spricht ganz allgemein von einer »molekularischen Infiltration der Schleimhautmembranen«, molekular hier im Sinn von kleiner Masse.[92] Und er hat die Schädigungen der Darmschleimhaut als eine durch ein »fermento colerico«, ein Cholera-Ferment hervorgerufene beschrieben, oder auch als »lebende Wesen, vergleichbar einem Ferment«[93], was der Wirkungsweise der Cholera-Vibrionen entspricht, die ein Toxin abscheiden, das die Durchlässigkeit der Membranen erhöht und so zu den tödlichen Salz- und Wasserverlusten führt. Pacini hatte nicht kapituliert, er war ganz nah an die Aufklärung der Wirkungsweise des Cholera-Erregers gekommen. Meines Wissens wurde seine Arbeit nicht in eine der international gelesenen Sprachen übersetzt und konnte so keine Wirkung entfalten.

Die Jagd nach dem Bazillus scheint nach Pacinis Entdeckung des Cholera-Erregers 1854 erst einmal abgeblasen worden zu sein. Das ist jedenfalls der oberflächliche Eindruck, da keine weiteren Ergebnisse vorliegen. Unter der Oberfläche tat sich eine ganze Menge. Der selbstverständlich gewordene Gebrauch des Mikroskops führte zur Kenntnis einer verwirrenden Vielfalt einzelliger Lebewesen. Erste Systematisierungsversuche folgten, aber Fortschritte, sie einer Krankheit zuzuordnen, blieben aus. Die hohe Zeit der beweiskräftigen Identifizierung krankmachender Bakterien fällt in die 1870er und 1880er Jahre, u.a. mit der Entdeckung der Erreger von Lepra, Milzbrand, Typhus, Tuberkulose und Cholera. Was geschah in den 30 Jahren dazwischen?

Die mikroskopierenden Mediziner hatten neben dem schon besprochenen optischen ein ideologisches und ein schwerwiegendes praktisches Problem. Das ideologische oder auch erkenntnistheoretische Problem war die Urzeugung. Sie mussten erst beweisen, dass sich Mikroorganismen in einem geeigneten Umfeld nicht spontan entwickelten, eine ganz grundsätzliche Frage, die seit der Antike die Köpfe der Naturforscher beherrschte. Der Ausschluss einer Urzeugung von Mikroorganismen gelang ihnen durch die Blockade des Luftzutritts in Nährlösungen und durch die Entdeckung von überlebensfähigen Sporen, die selbst ein Kochen überstanden hatten, der Beweis für die Existenz eines *Contagium vivum,* eines lebenden Erregers, der sich nicht spontan entwickelt haben konnte.

Praktisch, so im Eintrag zu Bakterien in Meyers Konversationslexikon von 1891, sieben Jahre nach der Entdeckung des *vibrio comma*, »scheiterte die genaue Sicherstellung der Pathogenität sowie der Spezifität der gefundenen Organismen an der Unmöglichkeit, die einzelnen Arten voneinander zu trennen und jede für sich in Reinkulturen fortzuzüchten. Kochs Verdienst war es wiederum, diesem Mangel einer geeigneten Kulturmethode durch Zuführung gelatinierender Substanzen zu den gebräuchlichen Nährflüssigkeiten abgeholfen zu haben. Dadurch, daß man eine geringe Menge des bakterienhaltigen Materials mit der zuvor verflüssigten Nährgelatine vermischte und auf sterilisierte Glasplatten ausgoß, konnte man erreichen, daß die einzelnen Bakterienkeime räumlich voneinander getrennt und durch das Erstarren der Gelatine auch voneinander getrennt fixiert wurden. Da nun die nach Kochs Verfahren hergestellte Gelatine auch zugleich ein vorzüglicher Nährboden für die B. [Bakterien]. war, so wuchsen die einzelnen Keime auf der Platte zu kleinen Kolonien aus, welche ebenso viele kleine Reinkulturen von B. [Bakterien] darstellten«.[94]

So heroisch wie hier dargestellt, war Robert Koch nicht. Gelatine war keineswegs unbekannt unter den Mikroskopikern von Einzellern. Schon Félix Dujardin hat 1836 eine Nährlösung aus Gelatine, Meersalz, Oxalat und Ammoniumphosphat angegeben. In ihr entwickelte sich bei Zimmertemperatur nach zehn Tagen sein *bacterium termo*, das Pacini als Referenz für seinen Cholera-Erreger genannt hat. Unter dem Mikroskop hatte Dujardin sogar mit »Agar sec« gearbeitet, einer getrockneten, durchscheinenden Gallerte, dem aus Tang gewonnen Geliermittel aus der ostasiatischen Küche. Leider hat er nicht angegeben, wie er auf die Idee seines Einsatzes gekommen war und wie er mit ihm gearbeitet hat. Der wie Gelatine durchscheinende und deshalb im Durchlicht des Mikroskops taugliche Agar-Agar (Polysaccharide) hat sich seit einer Verwendung durch Koch 1882 allmählich gegen die Verfestigung der Nährlösung durch Gelatine (Proteingemisch) durchgesetzt. Er besaß gegenüber Gelatine zwei große Vorteile: Er war hitzestabil bis 95° C und für Bakterien, übrigens auch für den Menschen, unverdaulich. Gelatine verflüssigt sich schon bei der Körpertemperatur von 37° C, was den Nachweis von Bakterien im Blut erschwerte.

Koch war durch seinen wissenschaftlichen Mitarbeiter Walther Hesse auf ihn aufmerksam gemacht worden. Aber es war dessen Frau Fanny Angelina, die auf die Idee gekommen war und die ihn auf Anraten ihrer Mutter für Fruchtgelee benutzte, die das Rezept von einer niederländischen Bekannten bekommen hatte, die eine Zeitlang auf Java gelebt hatte.[95] Koch war jedoch der erste, der die Verwendung des Agars im Zusammenhang mit seiner Entdeckung der Tuberkulosebakterien ohne Namensnennung der Öffentlichkeit mitgeteilt hatte.

Auch die Entdeckung der Trennung in Kolonien ist nicht durch Koch erfolgt, sondern durch Joseph Schroeter (1837 bis 1894) zehn Jahre vorher. Er war Mitarbeiter von Ferdinand Cohn (1828 bis 1898) in Breslau, dem Mitbegründer der Mikrobiologie und einflussreichen Systematiker der Bakterien. Schroeter hatte gefärbte Bakterien auf unterschiedlichen Nährmedien (Kartoffel, Eiweiß, Pflanzenstärke, Fleisch) gezüchtet und festgestellt, dass sie in getrennten Kolonien wuchsen und diese jede für sich auf ein anderes Nährmedium übergeimpft werden konnte. Im Mikroskop gab es jetzt nicht mehr dieses zufällige Durcheinander verschiedener Bakterien zu sehen, sondern eine einzige Spezies, deren Verhalten nun genau studiert werden konnte.

Recht hat Meyers Konversationslexikon, wenn es Koch als denjenigen nennt, der die mikrobiologische Forschung in einem exakt reproduzierbaren Verfahren unter sterilen Bedingungen zum Standard erhoben hat. Danach ging es Schlag auf Schlag. Ein Bakterium nach dem anderen wurde identifiziert und einer Krankheit zugeordnet. Doch ausgerechnet mit dem Cholera-Erreger gab es Probleme, die sich zu einem handfesten internationalen Konflikt auswuchsen. Einflussreiche Kreise des britischen Empire witterten einen Angriff auf ihre weltweiten Handelsinteressen. Die französische, deutsche und österreichisch-ungarische Regierung machten England für die erneute Cholera-Epidemie verantwortlich, die sich von Indien nach Ägypten ausgebreitet hatte, wo zwischen Juni und September 1883 ca. 5000 Cholera-Tote zu beklagen waren. 80 Prozent des Schiffsverkehrs durch den 1869 eröffneten Suezkanal waren britisch, und Ägypten war quasi zu einem britischen Protektorat geworden. Um eine Unterbrechung durch Quarantänemaßnahmen zu verhindern, die nach der Identifizierung des Erregers von den kontinentaleuropäischen Regierungen verlangt wurde, sandte der Staatsekretär für Indien, Randolph Churchill, der Vater von Winston Churchill, umgehend eine wissenschaftliche Kommission unter dem Surgeon General (Sanitätsinspektor) William G. Hunter nach Ägypten, von der anzunehmen war, dass sie das genaue Gegenteil von Koch herausfinden würde. Die Bitte von Surgeon-Major Nottigde C. Macnamara, der ein Standardwerk zur asiatischen Cholera geschrieben hatte und inzwischen von einem Darmbazillus überzeugt war, an der Untersuchung teilzunehmen, wurde ausdrücklich mit dem Hinweis auf seine Überzeugung abgelehnt. So war das Ergebnis vorherzusehen. Hunter machte klimatische Einflüsse ganz im Sinne der miasmatischen Theorie verantwortlich. Die in Ägypten vorgehaltene Laborausrüstung erfüllte keinen wissenschaftlichen Standard, sie war erbärmlich und keinesfalls dazu geeignet, den Erreger zu identifizieren. Eine kurz nach Hunter eingetroffene französische Untersuchungskommission unter der Leitung von Louis Pasteur musste nach dem Cholera-Tod eines Mitglieds unverrichteter Dinge wieder abreisen.

Viel besser ausgerüstet war die Mission Kochs, der wenig später in Ägypten mit seinen Mitarbeitern vom Kaiserlichen Gesundheitsamt in Berlin, den Stabsärzten Georg Gaffky und Bernhard Fischer und dem Chemiker Hermann Julius Paul Treskow und einem kleinen Zoo von Tieren (Hasen, Meerschweinchen, Hunde, Katzen, Affen, Schweine, Ratten usw.) eingetroffen war. Koch machte seine Untersuchungen im griechischen Krankenhaus von Alexandria. Da ihnen eine Übertragung der Cholera auf keines der Tiere gelang, reisten sie weiter nach Kalkutta, wo sie am 11. Dezember 1883 eintrafen. Auch in Indien misslang eine

Übertragung auf Tiere. Koch konnte damit sein eigenes Postulat zur Verifizierung der Pathogenität des gefundenen Erregers nicht erfüllen und parierte die Kritik damit, dass dies auch bei Typhus und Lepra nicht gelungen war. Im Mai 1884 waren sie zurück und wurden im Deutschen Reich wie Helden gefeiert.

Anders in Großbritannien. Dort bekam man Bauchschmerzen. Der internationale Druck zur Errichtung von Quarantänemaßnahmen nahm weiter zu, da sich die Cholera übers Mittelmeer auszubreiten begann und Marseille und Toulon betroffen waren. Koch war sofort zur Stelle und wies die Übereinstimmung des Erregers mit dem in Ägypten und Indien identifizierten nach. Der Arzt Joseph Fayrer, »President of the Medical Board of the India office« mit jahrzehntelangen Indienerfahrungen erklärte dem Unterstaatssekretär für Indien noch im Mai 1884, er wolle die Ergebnisse von Koch nicht abwerten, aber er wünsche, »die sofortige Akzeptanz der Schlussfolgerung und des Statements, dass die Ursache der Cholera entdeckt worden sei, zu missbilligen, und meiner eigenen Überzeugung Ausdruck verleihen, dass wir uns, wenn überhaupt, nur ein kleines bisschen mehr angenähert haben, als wir es vorher waren«.[96]

Er spricht weiter von einer »sogenannten Entdeckung«, die einen »teuflischen Effekt« auf unseren Seehandel und die Kommunikation haben werde. Fayrer, der schon für die Entsendung Hunters verantwortlich gewesen war, musste erkennen, dass dessen miasmatische Erklärung jetzt nicht mehr ausreichte, um Koch zu kontern. Er schickte mit Edward Emanuel Klein (1844 bis 1925) und Heneage Gibbes (1837 bis 1912) umgehend zwei Ärzte für eine »unabhängige Untersuchung« nach Indien, die große Erfahrungen in Mikrobiologie aufzuweisen hatten, mit Klein sogar den »Vater der Bakteriologie in England«. Gibbes, der nach einem abenteuerlichen Leben als Seemann und Kämpfer gegen Schmuggler und Piraten in Ostasien Medizin studiert hatte, war Lehrer für Physiologie und Histologie am Westminster Hospital. Und wieder war Macnamara nicht unter den Auserwählten. Klein und Gibbes blieben von September bis Dezember 1884 in Indien und lieferten einen Bericht, der anonym unter der Ägide eines Kommittees des Staatsekretärs für Indien veröffentlicht wurde, *The Official Refutation of Dr. Robert Koch's Theory of Cholera and Commas*. Seine Quintessenz:

»das bisher angeführte Beweismaterial berechtigt nicht zu dem Schluss, dass irgendeines von ihnen (der bakteriellen Organismen, die mit Cholera verbunden sind) einen ursächlichen Zusammenhang mit der Krankheit aufweist«. Genau das wollte die britische Regierung hören.[97]

Es war nur eine Atempause, Munition für die britischen Teilnehmer an der Berliner Cholera-Konferenz 1885, bei der es zum Showdown mit Pettenkofer und seinen weltweiten Anhängern gekommen ist.

Die Cholera war seit dem Beginn ihres Auftretens in Europa 1830 eine Epidemie, mit der auch politische und wirtschaftliche Ziele verfolgt wurden. Der Versuch der Franzosen, sie gegenüber Russland diplomatisch zu missbrauchen, war nur ein harmloses Vorspiel. In den 1880er Jahren wurden die wissenschaftlichen Errungenschaften beinahe erdrückt durch die alles beherrschenden expansiven Bestrebungen der europäischen Großmächte. Anders ist die Intervention der Briten nicht zu erklären. Sie hätten die Möglichkeit gehabt, diejenigen Wissenschaftler für ihre Untersuchungskommissionen zu benennen, die zu mindestens von der Existenz des Cholera-Erregers überzeugt waren. Sie haben es nicht nur aus Nachlässigkeit unterlassen, sondern sie wollten mit den althergebrachten Erklärungen einer Cholera-Entstehung ganz bewusst die neuen Erkenntnisse torpedieren. Die Stärke der von mir benutzten historischen Analyse von Mariko Ogawa liegt in der Enthüllung des Spiels hinter den Kulissen, die ein abgekartetes Vorgehen einzig und allein zur Bewahrung britischer Handelsinteressen nach Indien durch den Suezkanal offen legen. Das Fehlen eines Nachweises der Übertragung der Cholera auf Tiere diente als wissenschaftlicher Vorwand, die durch den Nachweis der Erregers befürchteten Quarantänemaßnahmen auf den Schiffen der britischen Handels- und Kriegsflotte zu verhindern. Ich habe nur einen Teil des von Ogawa vorgelegten Materials benutzt und die schon oft beschriebenen Eifersüchteleien zwischen Deutschland und Frankreich mit den Namen Koch und Pasteur nicht genannt. Der Ausschnitt reicht aus, um zu zeigen, was die Ausgangsfrage meiner Untersuchung war: Warum taten sich die Beobachter der Epidemie so schwer damit, ihre Vorstellungen vom Miasma und vom Kontagion loszuwerden, da doch alle Versuche, mit diesen Begriffen zurande zu kommen, kläglich scheiterten? Einen Teil der Antwort kann man in den politisch und wirtschaftlich motivierten Interventionen finden. Der andere Teil betrifft alleine die Wissenschaften, wie ich zu zeigen versucht habe.

Die britische Haltung bekam auch dann keinen Kratzer, als sich in Spanien am Rand des Getöses einer wölfischen Welt (Melville in Moby-Dick) um den wissenschaftlichen Wert der Entdeckung Robert Kochs, der Arzt Jaime Ferran y Clúa (1859 bis 1929) bereits 1885 daran machte, einen Impfstoff gegen die Cholera herzustellen. Er war mit zwei weiteren Kommissaren beim Ausbruch der Cholera in Toulon und Marseille von der Stadtregierung Barcelonas im August 1884 entsandt worden, weil die Epidemie bereits auf die Provinz von Alicante in Spanien übergegriffen hatte. Sie blieben drei Monate und trafen häufig Robert Koch, der den Beweis der Identität mit der asiatischen Cholera erbrachte. Ferran arbeitete im Pharo-Krankenhaus von Marseille mit dem Physiologen und Augenarzt William Nicati (1850 bis 1931) und dem Pharmazeuten Maximilien Rietsch (1848 bis 1905) zusammen. Beiden war das gelungen, was Koch in Ägypten und Indien nicht geschafft hatte: die Übertragung der Cholera auf Meerschweinchen und Hunde. Sie infiltrierten Ausscheidungen von Cholera-Kranken oder Bakterienkulturen unter Umgehung des Magens direkt in den Zwölffingerdarm. Die Tiere starben sehr schnell an Intoxikation oder nach drei bis vier Tagen an heftigem Durchfall. Eine Übertragung durch subkutane Injektion gelang nicht, ein erster Hinweis auf die Möglichkeit einer Impfung.[98] Mit der Übertragung der Krankheit auf Tiere war ein Hauptargument der Gegner Kochs bereits wenige Monate nach dessen Entdeckung hinfällig geworden.[99]

Zurück an seiner Wirkungsstätte in Tortosa ging Ferran noch einen entscheidenden Schritt weiter als seine französischen Kollegen. Das war mutig, aber auch leichtsinnig. Nachdem er herausgefunden hatte, dass Meerschweinchen nach einer Impfung die nächste Infektion überlebt hatten, impfte er sich und seinen Kollegen Pauli mit einer Cholera-Kultur aus Fleischbrühe in steigenden Dosen, dann 20 Medizinstudenten, Mitglieder seiner Familie und Freiwillige aus seinem Bekanntenkreis. Als im März 1885 die Cholera in der Umgebung von Valencia erneut ausgebrochen war, wurde er Ende April von den Ärzten des Ortes Alzira, 30 Kilometer südlich von Valencia, gebeten, eine Massenimpfung der 16000 Einwohner vorzunehmen. Circa 11000 von ihnen wurden geimpft, davon ca. 8800 zweimal, erfolgreich, wie Ferran den aus aller Welt anreisenden Kommissionen versicherte.

Am 22. Juli 1885 schreibt Ferran einen Report an die Akademie der Medizin in Barcelona. Von jetzt an sei die Möglichkeit, die Mortalität in einer Cholera-Epidemie schlagartig zu senken »in der Macht der Wissenschaft«. So war es leider nicht. Wie schon Snow, Pacini und Koch, hatte Ferran mit Kräften zu kämpfen, die wissenschaftsfremde Argumente vorbrachten, und mit Wissenschaftlern, die wissenschaftliche Vorbehalte oder berechtigte Einwände zu einer Blockade weiterer Forschungen benutzten. Die Cholera machte einmal mehr ihrem Charakter als einer eminent politischen Krankheit alle Ehre. Die spanische Regierung untersagte nach dem Bericht ihrer Kommission weitere Impfungen, obwohl eine immunisierende Wirkung bei aller methodischer Schwäche durch Senkung der Mortalität in Alzira offensichtlich war und die Cholera in Spanien 1885 beinahe 120000 Tote forderte. Pasteur war beleidigt, da die von ihm geschickten Ärzte von Ferran nicht die Methode der Verdünnung erfahren hatten, die britische Kommission bezweifelte weiterhin hartnäckig einen direkten Bezug zwischen *vibrio comma* und Cholera.

Ferran als »obskurer Dorfdoktor«, wie er sich ironisierend selber titulierte, hatte die Massenimpfungen auf eigene Kosten durchführen müssen, und weil er einen Obulus für seine Impfung verlangte, hämische Kommentare auszuhalten. Selbst das Fehlen eines kontrollierten Feldversuchs wurde ihm angelastet, obwohl ein solcher vorher noch von Niemandem vorgenommen worden war. Eine Feldstudie, die ansatzweise statistischen Erfordernissen genügt, wird 1895 erstmals der aus Russland wegen antisemitischer Bedrohungen in die Schweiz emigrierte Waldemar Mordechai Wolff Haffkine (1860 bis 1930) in Indien mit Erregern einer vorab in Tierversuchen ausgetesteten Virulenz durchführen, jetzt endlich, zwölf Jahre nach Kochs Entdeckung, mit der freundlichen Genehmigung durch die britische Regierung.[100]

Pettenkofer und das Wasser im Boden

Wenn man erklären will, warum die Spuren im Sand verliefen, die von Snow und Pacini gelegt worden waren, kommt man an der Bodentheorie Max Pettenkofers (1818 bis 1901) zur Entstehung der Cholera nicht vorbei. Sie beherrschte eine ganze Generation von Ärzten, Hygienikern und Städtebauern. Sie zog an wie ein Magnet, weil sie Neues versprach, und herrschte, weil sie keinen Bruch im Denken verlangte und nahtlos an die bekannten Bilder einer miasmatischen Übertragung anknüpfte. Mit ihr war es möglich, etwas zum Positiven zu verändern. Das vorläufige Scheitern, einen Erreger dingfest zu machen, und erste Erfolge einer öffentlichen Gesundheitsvorsorge, die von Miasmatikern durch den hygienischen Umbau der Städte erreicht worden waren, gingen Hand in Hand. Man könnte fast den Eindruck haben, das Eine sei ohne das Andere nicht denkbar gewesen. Was hier interessiert, ist nicht Pettenkofers gut dokumentierter Endkampf mit Robert Koch, der des geadelten Max von Pettenkofers Niederlage besiegelte, sondern seine wirkmächtige und fatale Ablehnung der Rolle des Trinkwassers für die Ausbreitung der Cholera und seine Annahme, dass die Fäkalien die Cholera nicht direkt übertragen können.

Nach Pettenkofer bildet sich der Cholera-Keim erst durch einen chemischen Umwandlungsprozess im Boden, aus dem er als Miasma entweicht, sich in der Luft verdünnt und daher nur auf kurze Distanz seine Infektionskraft entfalten kann. Die Bodentheorie sollte zwei Fliegen mit einer Klappe schlagen: eine Verbreitung der Cholera durch menschlichen Verkehr zu ermöglichen, wenn der Kranke den Keim in den Boden versenkte, aber eine direkte Ansteckung durch den Menschen und durch Sachen auszuschließen. Das war im Denken der Miasmatiker plausibel und hat den Kontagionisten den Wind aus den Segeln genommen, die die häufig beobachtete Unwirksamkeit von Quarantänemaßnahmen nie widerspruchsfrei erklären konnten.

Als Professor für medizinische Chemie an der Universität München hat er, »lebhaft ermuntert« von Karl Pfeufer, Henles Freund und jetzt Obermedizinalrat in München, und unterstützt vom Innenminister Bayerns, August Lothar Graf von Reigersberg, eine Untersuchung der Cholera-Epidemie in München von 1854 vorgelegt, deren Ziel eine geologische Bewertung der Bodenverhältnisse und ihre Verknüpfung mit den Cholera-Fällen einiger bayerischer Städte war.[101] Im Vorwort bezieht er klar Position. Mit dem Verweis auf historische Exzesse lehnt er das Trinkwasser als möglichen Auslöser einer Cholera-Epidemie rundweg ab:

»Es sind auch keine Lorbeern zu ärnten, wenn einer den Sitz des Uebels im Trinkwasser auffinden sollte – denn die Annahme einer Vergiftung des Wassers zur Erklärung des Auftretens von Epidemien überhaupt ist seit vielen Jahrhunderten ein stehender Gemeinplatz in der Geschichte der Medizin geworden, und wir wissen, wie viele Grausamkeiten in Folge dieses Wahns die Christen an den Juden, und die Türken an den Griechen verübt haben.« Pettenkofer spricht von »dieser Hydrophobie der Alten«, wenn jetzt wieder solche Ansichten geäußert werden. Er kann damit nur John Snow gemeint haben, dessen Aufsehen erregenden Versuch mit der Wasserpumpe in der Broadstreet er gekannt haben muss.

Nach der Schilderung des Verlaufs der Epidemie hat er auch die allgemeine Beschaffenheit der Luft als einen diffusen Herd des Übels abgelehnt. Wenn sie verantwortlich zu machen wäre, hätten sich die Cholera-Fälle gleichmäßig über die ganze Stadt verteilen müssen, was nicht der Fall war.[102] Übrig blieb seine Bodentheorie, die er mit der Willkür eines Machers und einem Anflug von Wissenschaft als allein gültige voraussetzte:

»Kein Zustand ist trauriger, als der der Unentschiedenheit, der alle Widersprüche nebeneinander hausen läßt; aus ihm entspringt die Rath- und Thatlosigkeit im Ganzen, und die Willkür und Freibeuterei des Einzelnen. Man soll darnach streben, wo möglich nur Eine Ansicht haben zu können«.[103]

Die hatte er, und mit einigem Biss gegen die unliebsamen Störenfriede konkurrierender Theorien wird er auf dieser Grundlage seiner statistischen Erhebung des Verlaufs der Cholera eine eindeutige Perspektive verleihen. Pettenkofers Beweisführung einer Nichtbeteiligung des Trinkwassers an der Epidemie verläuft in der Regel so: wenn das Trinkwasser ursächlich für die Ausbreitung der Cholera sein soll, dann müssten sich die von der Cholera betroffenen Häuser in einer Linie von der Quelle bis zum Versorgungsendpunkt befinden und auf dieser Linie zeitlich früher oder später betroffen sein. »Wenn nun das Trinkwasser einen Einfluß auf Entwicklung und Verbreitung der Cholera hat, so muß sich dieses sowohl der Zeit, als der örtlichen Intensität nach in dem Verlaufe der Epidemie bemerkbar machen«.[104] Eine solche örtliche und zeitliche Abfolge konnte Pettenkofer nirgendwo finden. Die Cholera hat sich nicht so verhalten, dass sie auf ihrem Weg durch das Leitungswassernetz verhaftet werden konnte: Das heißt: Straßen mit gleichem Wasser müssen die Epidemie zur gleichen Zeit haben, in Straßen mit Röhrenwasser und Versorgung durch gegrabene Brunnen müssen die Bewohner der einzelnen Häuser zu verschiedenen Zeiten und verschieden zahlreich erkranken, »denn man kann nicht annehmen, daß Quellen, welche in den verschiedensten Höhen und Lagen der Stadt entspringen, sämmtlich zur gleichen Zeit vergiftet seyn sollen«.

Es sei zwar nicht gleichgültig, ob eine Stadt gutes oder schlechtes Wasser zu trinken habe, sagte er, »daß aber eine heftige Cholera-Epidemie sich beim besten Trinkwasser und unabhängig von verschiedener Lage und Beschaffenheit der Quellen entwickeln könne, davon hat München einen traurigen, aber schlagenden Beweis geliefert«.[105] Er glaubte felsenfest an seinen Beweis, den er statistisch erbracht haben will. Diesen Beweis werde ich jetzt an Hand seiner Methode und Annahmen überprüfen, sie mit den Klagen der Münchner über die Güte des Trinkwassers konfrontieren und die angebliche Sauberkeit der Quellen bis auf das Grundwasser verfolgen.

Pettenkofer nimmt sich einzelne Straßenzüge und Stadtteile rechts und links der Isar vor. Häuser mit Cholera-Toten werden den nicht betroffenen gegenübergestellt und ihrer Trinkwasserversorgung aus öffentlichen

Brunnhäusern und nur selten auch privaten Brunnen zugeordnet.[106] Der Teil von München, den Pettenkofer untersucht, wird von Isarwasser durchdrungen. Die Isar fließt bei ihrer Ankunft im Talkirchner Becken, wo heute Obersendling liegt, nur teilweise an der Oberfläche. Sie versickert auch in den lockeren Schotter, den die Isar abgelagert hat, ein »permeables Gerölle«, wie Pettenkofer sagt. Dieses unterirdische Wasser der Isar speist zum Beispiel Quellen in einem Garten westlich der Schwabinger Landstraße ganz in der Nähe des Siegestores. Sie liegen mit ihrem Spiegel 25 Fuß, ca. fünf Meter, tiefer als das Gefälle in Talkirchen. Aber das sei alles ohne Bedeutung, so Pettenkofer:

»Würde diese allgemeine unterirdische Inundation des Bodens maaßgebend seyn, so hätte die St. Anna Vorstadt und das Thal vor allen von der Epidemie ergriffen seyn müssen, wenigstens gleichzeitig mit Anger und anderen Theilen, und die Krankheit hätte nicht zugleich am südlichen, nördlichen und westlichen Theile der Stadt und erst später den zunächst der Isar gelegenen östlichen Theil befallen können.«

Also, so sein etwas voreiliger Schluss, kann das Wasser der Isar keine Rolle spielen. Die St. Anna Vorstadt ist das heutige Lehel mit Englischem Garten, der Anger das Gebiet zwischen Glockenbachviertel und Altstadt links der Isar, und beide nah am Fluss (Abbildung 15).

Was Pettenkofer mit keinem Wort erwähnt, sind die durchaus ernst zu nehmenden Risiken, die von der Isar ausgehen: ihre Floßschifffahrt und ihre zahlreichen Überschwemmungen in den Sommermonaten, besonders der Vorstadt Au-Haidhausen am rechten Ufer, aber auch der Altstadt mit ihren Brunnen und teilweise offenen Brauchwasserkanälen am linken. Die Epidemie hatte sich, wie Pettenkofer kommentarlos bemerkt, in ihrem großen Zug 1854 flussabwärts die Isar und Donau bis nach Wien ausgebreitet, in England – einem Küstenland – 1848 und 1849 jedoch flussaufwärts. Er scheint diese Bewegung der Epidemie stromaufwärts wie selbstverständlich als Argument gegen eine Beteiligung der Flussgewässer zu werten, da er diese interessante Beobachtung nicht weiter diskutiert. Auf alle Fälle ist der Ausschluss der Isar als Quelle des Übels eine wichtige erste Etappe in der Durchsetzung seiner Bodentheorie, die ganz nebenbei auch noch die Grundwasserentnahme durch die Brunnen der Altstadt in seiner reinen Gedankenübung von jedem Verdacht befreit.

Bis 1825 war die Wasserversorgung Münchens durch genossenschaftliche Wasserbezirke organisiert. Dann hat die Stadt alle Brunnen im Stadtgebiet übernommen, schreibt Peter Münch in einer 1993 veröf-

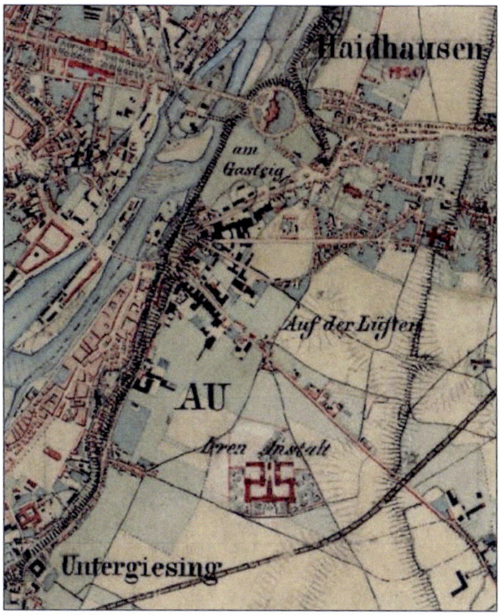

Abbildung 15: Stadtplan von München 1858. Kartenausschnitt mit Isar und der am rechten Isarufer gelegenen Kalkofen-Halbinsel auf Höhe des Schriftzuges Haidhausen. Hier besteht das Flussbett und die Unterlage Haidhausens aus grobem Schotter, durch den Wasser und Schadstoffe leicht eindringen und auf der wenige Meter darunter liegenden wasserdichten Mergelschicht Richtung Isar abfließen oder am Steilhang des Gasteig als Quelle zu Tage treten. (Urpositionsblatt für München der Bayerischen Vermessungsverwaltung. Digitaler Bayernatlas)

fentlichten Arbeit zur Stadthygiene Münchens.[107] Von den rund 2900 Häusern Münchens bezogen Ende der 1820er Jahre noch 2000 ihr Wasser aus privaten Brunnen. Die Entsorgung von Abfällen und Fäkalien erfolgte, obwohl offiziell untersagt, über die städtischen Bäche oder über Abzugskanäle mit geringem Gefälle »auf dem kürzesten Weg zum nächsten öffentlichen Wasserlauf«, oder sie verschwanden in oft undichten Abfallgruben, aus denen sie von Zeit zu Zeit von Bauern der Umgebung auf die Felder abtransportiert wurden. Bei starkem Regen liefen die Kanäle und Gruben über. Man versuchte, der Verstopfung der Abzugskanäle wegen ihres zu geringes Gefälles durch wiederholte Spülungen Herr zu werden. Das später von Pettenkofer projektierte Brunnwerk der Talkirchener Quellen sollte dazu einen Beitrag leisten.

Alltägliche Probleme mit der Trinkwasserversorgung durfte es für Pettenkofer nicht geben, da die Münchner ja einwandfreies, »die meisten vortrefflich mundendes« Wasser aus unterschiedlichen Quellen genossen. Das war keineswegs der Fall. Im Winter froren die zu flach verlegten Rohrleitungen ein, bei Betriebsausfällen in den Brunnwerken wurde schmutziges Bachwasser in die Brunnstuben eingeleitet und in die Röhren gepumpt, in den neuen Stadtteilen war das Pumpwasser durch undichte Gruben verseucht und verströmte Fäkaliengeruch.[108] Die Beschwerden

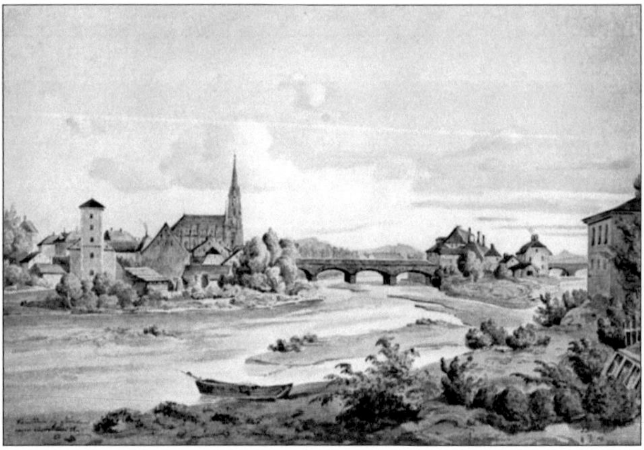

Abbildung 16: Das städtische Brunnhaus auf der Kalkofeninsel (später in Muffatwerk umbenannt) mit Ludwigsbrücke und Mariahilfkirche 1847. Das Brunnhaus bekam das Quellwasser, das in der städtischen Brunnstube rechts der Isar am Gasteig gesammelt wurde und aus verschiedenen Quellen stammte, über Röhrenleitungen in die Behälter seiner Saug- und Druckpumpen zugeführt und gelangte von da in einem Röhrenzug über die beiden Isarbrücken in die Stadt. Nach seiner Inbetriebnahme 1837 wurde das 300 Jahre alte Brunnhaus am Isarberg stillgelegt und 1859 abgerissen. Lithographie Joseph Carl Ettinger (1805? bis 1860).

waren zahlreich, und es wurde allerhand Kleingetier und Gewürm im Trinkwasser gesichtet.

Pettenkofer hat sich bei seiner Untersuchung des Verlaufs der Cholera-Epidemie nicht auf diesen umfänglichen Beschwerdekatalog der Münchner Bevölkerung gestützt. Er verfolgte das ehrgeizige Projekt eines statistischen Beweises, der seiner Bodentheorie die wissenschaftliche Weihe verschaffen sollte. Mit dem »Wasserzins-Cataster« der königlichen Hofbrunnhäuser von 1854 und einem Plan der übrigen Brunnhäuser konnte er die Wasserversorgung jedes einzelnen mit Röhrenwasser versorgten Hauses feststellen und den Brunnhäusern rechts und links der Isar zuordnen (Abbildungen 16, 17 S. 89, 18 S. 90 und 19 S. 91).

Pettenkofer bezieht die Zahl der Häuser, »welche Choleratodte geliefert haben« auf die Gesamtzahl der Häuser in einer Straße mit derselben Wasserversorgung. In der Müllerstraße zum Beispiel, im heutigen Glockenbachviertel links der Isar, werden von 53 Häusern 17 mit Brunnthaler Wasser und 27 mit Wasser aus dem Brunnhaus der Kalkofeninsel versorgt. Beide Brunnhäuser liegen am rechten Isarufer. Deren Leitungen

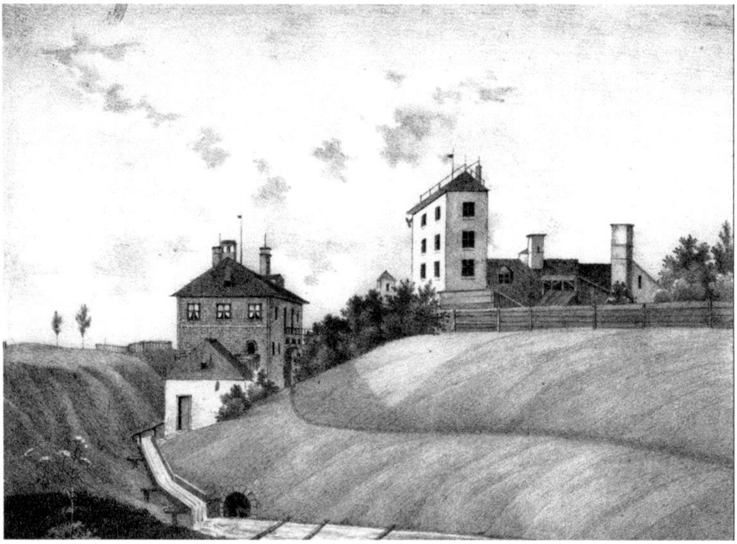

Abbildung 17: Das königliche Brunnhaus zu Brunnthal auf der Anhöhe. Unten das private Brunnhaus des Grafen Preysing. Gut zu erkennen der in die Isar abfließende Bach, der unterschlächtige Wasserräder für die Pumpen antrieb, die das in Kupferkesseln gesammelte Quellwasser in die Höhe pumpten und dadurch für ausreichenden Druck in den langen Röhrenleitungen sorgten. Die übrigen Brunnhäuser der Stadt pumpten ihr Wasser aus dem Grundwasser links der Isar, ebenso wie zahlreiche Schachtbrunnen direkt am Haus. Lithographie von Johann Baptist Dilger (1814 bis 1847) aus »Vaterländisches Magazin für Belehrung, Nutzen und Unterhaltung, insbesondere zur Beförderung der Vaterlandskunde, Kunst und Industrie« Jg. 1840, Nr. 40.

gehen über Brücken in die am linken Ufer gelegene Stadt. Die verbliebenen neun Häuser der Müllerstraße müssen das Wasser aus eigenen Brunnen bezogen haben, was Pettenkofer nicht ausdrücklich erwähnt. Insgesamt hatten in der Müllerstraße 25 der 53 Häuser Cholera-Tote, davon waren zehn mit Brunnthaler Wasser versorgt, zehn mit Wasser von der Kalkofeninsel und fünf der betroffenen Häuser hatten kein Röhrenwasser. Das Brunnthaler Wasser und das Wasser von der Kalkofeninsel waren seiner Meinung nach »ganz gleich«, warum, sagt er nicht.

Gleich ist das Wasser nicht, weil es aus der gleichen Quelle stammt, sondern weil beide Brunnhäuser gleichermaßen durch einen Mix aus verschiedenen Quellen am Gasteig gespeist werden. Die Unmöglichkeit der Zuordnung zu einer bestimmten Quelle wird noch weiter verstärkt durch die unscharfe Trennung nach städtischem und königlichem Besitz

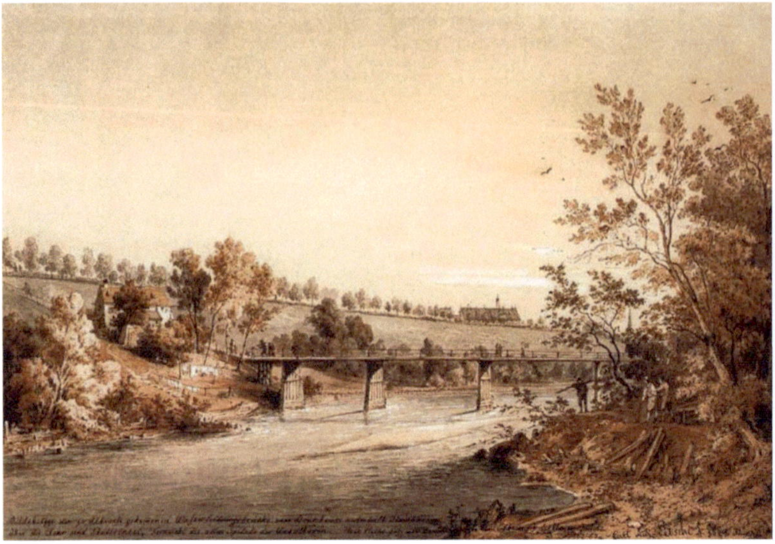

Abbildung 18: Röhrenbrücke. Die Röhren bestanden aus bis zu 4 Meter langen längsdurchbohrten Kiefernhölzern, den »Deicheln«, mit einem gebohrten Durchmesser von rund 12 Zentimeter und wurden Zug um Zug durch Eisenröhren ersetzt. Die Brücke führte vom rechten Ufer der Isar bei Haidhausen, wo das königliche Brunnhaus in Brunnthal lag, über die kleine Isar zur Praterinsel. Sie war eine Jochbrücke aus Holz, über die die Münchner Residenz mit Quellwasser versorgt wurde. Im Hintergrund das Spital der Unheilbaren (Christine Rädlinger, Geschichte der Münchner Brücken. München 2008). Zeichnung von Carl August Lebschée (1800 bis 1877), ca. 1862.

der Brunnhäuser. Pauschal wurde alles Quellwasser, das aus den königlichen und nicht aus den städtischen Brunnhäusern wie dem auf der Kalkofeninsel und den Brunnhäusern am linken Isarufer stammte, als Brunnthaler Wasser geführt. Das Röhrenwasser war so immer aus verschiedenen Quellen in schwankender Zusammensetzung und Qualität gemischt, so unkalkulierbar, dass selbst Pettenkofer eingestehen musste: »so mag es denn kommen, daß die Angaben über die Zusammensetzung des Brunnthaler-Wassers oft schon verschieden ausgefallen sind, indem man Wasser aus dem Brunnthal vor sich zu haben glaubte, während man Wasser vom königl. Brunnhause am Karlsthor analysirte«.[109] Es war also sogar möglich, wegen intensiver Durchmischung oder wechselnder Einleitung, bei der Analyse Quellwasser vom rechten und Grundwasser vom linken Isarufer in den Röhrenleitungen zu verwechseln. Trotz die-

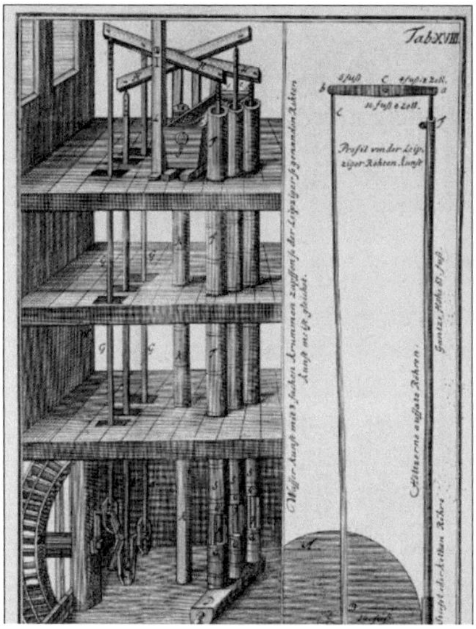

Abbildung 19: Wasserhebung in einem Turm. Leipziger »Rothe Wasserkunst«. Der Turm diente der Wasserversorgung in Leipzig. Abgebildet ist eines der beiden unterschlächtigen Wasserräder, das durch Übersetzungen gleichzeitig drei Pumpen mit ihrem Gestänge in Bewegung setzt und das Wasser in 64 Fuß Höhe pumpt. Aus dem Trog der letzten Etage schießt das Wasser durch das Rohr in der Mitte in die Wasserleitungen der Stadt. Ganz ähnlich muss das Wasser in den Wassertürmen der Brunnhäuser Münchens in die Höhe gefördert worden sein, vielleicht mit einer Zwischenstufe, denn die angegebenen 64 Leipziger Fuß, etwas mehr als 18 Meter, waren eigentlich eine hydrostatische Unmöglichkeit, da die Wassersäule durch den Luftdruck nicht höher als 36 Fuß, ca. 10 Meter, steigen kann. Der höhere Saugdruck wurde durch die engen Röhren und gegenläufige Bewegungen der Kolben erreicht, zu erkennen an der unterschiedlichen Balkenstellung, die den Druck an der Ansaugstelle erhöhte, und mit der höheren Gefahr des Ansaugens von Luft erkauft. Eine frühe Saug- und Druckpumpe. Nach diesem Prinzip arbeitete das Muffatwerk auf der Kalkofeninsel (G. H. Hollenberg, Bemerkungen über verschiedene Gegenstände auf einer Reise durch einige deutsche Provinzen, in Briefen. Stendal 1782, S. 230). Kupferstich aus Jakob Leupold, Theatri machinarum hydraulicarum, oder Schau-Platz der Wasser-Künste, Anderer Theil: tomus II. Leipzig 1725. Tafel XVIII, Ausschnitt.

ser Feststellung blieb sein statistischer Ansatz einer pauschalen Zuordnung zum Wassermix der Brunnhäuser unangetastet und wurde durch die Beschwörung bestätigt, es sei doch nahezu ausgeschlossen, dass die Quellen allesamt zur gleichen Zeit vergiftet sein sollten. Ich nehme an, eine würde genügen, um das ganze gemischte Quellwasser zu verderben. Wird Grundwasser aus dem Stadtgebiet beigemischt, ist das Risiko um ein Vielfaches höher.

Denn das von Pettenkofer genannte Brunnhaus am Karlstor wurde mit Grundwasser links der Isar versorgt, wo sich der Hauptteil der Stadt mit ihren Fäkalieneinträgen und den zahlreichen belasteten Stadtbächen befand. Diese Grundwasserverhältnisse und den verwickelten Lauf der Stadtbäche beschreibt der städtische Baurat Niedermayer im Jahr 1902: Der »unterirdische Grundwasserstrom« fließt nach Norden und Nordosten und wird zu einem Teil von der Isar, zu einem anderen vom Dachauer und Erdinger Moos aufgenommen. Und weiter:

»Das Grundwasser rechts der Isar fliesst in den hochgelegenen Teilen von Au, Giesing und Haidhausen nordwestlich zur Isar, tritt an mehreren Stellen des Steilrandes als Quelle zu Tage, insbesondere längs des Bergsteiges der Quellenstrasse und der Gasteiganlagen, eilt jedoch auch in unaufgeschlossenen unterirdischen Rinnsale der Isar zu. Das Grundwasser der tiefgelegenen Stadtteile rechts der Isar, namentlich der Au und Untergiesings, steht wieder mit dem Steigen und Fallen der Isar in innigster Wechselbeziehung«.[110]

Daraus geht klar hervor, dass sich selbst die sogenannten sauberen Quellen Pettenkofers aus dem Grundwasser der belasteten Böden von Haidhausen und Au speisen und keineswegs als unbedenklich gelten konnten. In den tiefgelegenen Stadtteilen rechts der Isar war die Höhe des Grundwasserspiegels vom Pegelstand der Isar abhängig und das Grundwasser somit größtenteils Isarwasser. Doch trotz der Eindeutigkeit dieser in derselben Festschrift veröffentlichten Befunde hielt Hans Buchner (1850 bis 1902) als Nachfolger Pettenkofers auf dem Lehrstuhl für Hygiene in München, dessen Analyse der Cholera, 19 Jahre nach der Entdeckung des Cholera-Erregers durch Koch, immer noch für richtig und glaubte, dass das bunte Bild der Wasserversorgung Münchens geradezu wünschenswert für den Zweck einer Untersuchung gewesen sei.[111]

Eine weitere Schwäche seines statistischen Ansatzes offenbaren die Ergebnisse in der Müllerstraße: Hier hat Pettenkofer ausnahmsweise nicht nur grob die von Cholera-Toten betroffenen Häuser gezählt, sondern auch die Gesamtzahl der Toten in den Häusern. Nur durch eine Häufung von Toten in den mit Brunnthaler Wasser versorgten Häusern war ihm deren größere Gefährdung aufgefallen. Das hatte jedoch keinerlei Auswirkungen auf die Art der statistischen Erhebung in den übrigen Straßen der Stadt und keinerlei Folgen für die Bewertung der Güte des Brunnthaler Trinkwassers: es war gleich, aber war es gleich gut oder gleich schlecht?

Erst sieben Jahre später wird dieser Grundfehler seiner Argumentation im Bericht der Kommission des Ärztevereins unter seiner stillschweigenden Beteiligung teilweise korrigiert. Die Kommission hat festgestellt, dass das von Pettenkofer in der Müllerstraße als gefährlicher erkannte, aber dort nicht so genannte Brunnthaler Wasser deutlich mehr an salpetersauren Salzen als Zeichen einer organischen Belastung enthält, weil »auf dem Gerölle, das die Mergelschichte, auf der die Brunnthaler Quellen an den Tag gehen, überlagert, die Vorstadt Haidhausen liegt, von welcher Stoffe organischen Ursprungs seit Jahren ohne Unterlass in das Erdreich dringen und zur Bildung von salpetersauren Salzen Anlass geben«.[112]

Die Quellen rechts der Isar entspringen aus größerer Höhe, sagt Pettenkofer, sind ganz unabhängig vom Fluss und benötigen keinen Turm, um das Wasser in die Stadt zu leiten, wie z.B. der Freifluss, der daher seinen Namen hat. Einer dieser Freiflüsse rechts der Isar, der Freifluss am Lilienberg in der Au, musste allerdings stillgelegt werden, da er durch Abtrittgruben und Gewerbe stark verunreinigt war, was Pettenkofer ebenso wenig erwähnt wie die Belastung der Quellen durch den Fäkalieneintrag in Haidhausen.

Er spricht auch nicht die Probleme mit den städtischen Brunnhäusern im Stadtgebiet links der Isar an, die aus dem Grundwasser gespeist werden. Das blieb wieder der genannten Münchner Ärztekommission vorbehalten.[113] Das Wasser links der Isar werde zunehmend schlechter, »wahrscheinlich in Folge der daselbst zunehmenden Bevölkerung und Verderbnis des Bodens durch verwesende organische Stoffe« Das Wasser dieser Quellen im Stadtgebiet enthielt einen erheblichen humusartigen Rückstand. Es wurden jedoch keine Infusorien und Conferven (Einzeller) gefunden, eine Analyse, die ohne Angabe der Untersuchungsmethode von heute aus nicht zu beurteilen ist.

Der Umgang mit den Fäkalien muss, der Kommission zufolge, nachlässig und teilweise unerträglich gewesen sein: undichte Gruben und nicht wie vorgeschrieben an der Nordseite der Häuser angelegt, die hölzernen Fäkalienröhren in den Häusern verrottet und wegen ihrer zu großen Weite zur Entsorgung durch allerhand Gegenstände entfremdet, der nächtliche Abtransport des flüssigen Anteils in Fässern und des festen auf Wagen durch Bauern über wenig gepflasterte Straßen eine Zumutung für sensible Nasen. In einigen Quartieren der Stadt, die sich über den Stadtbächen befinden, werden die Fäkalien direkt durch weite, offene Holzröhren in die Bäche geleitet (Abbildung 20). In manchen Häusern ohne Abtritt stehen Nachtkübel Tag und Nacht in der Wohnung.[114] Die Versorgung mit sauberem Trinkwasser war inzwischen so prekär geworden, dass die Stadt eine neue Wasserleitung projektierte, die sich aus Quellen westlich der Stadt isaraufwärts Richtung Talkirchen mit Pumpwerken speisen sollte.

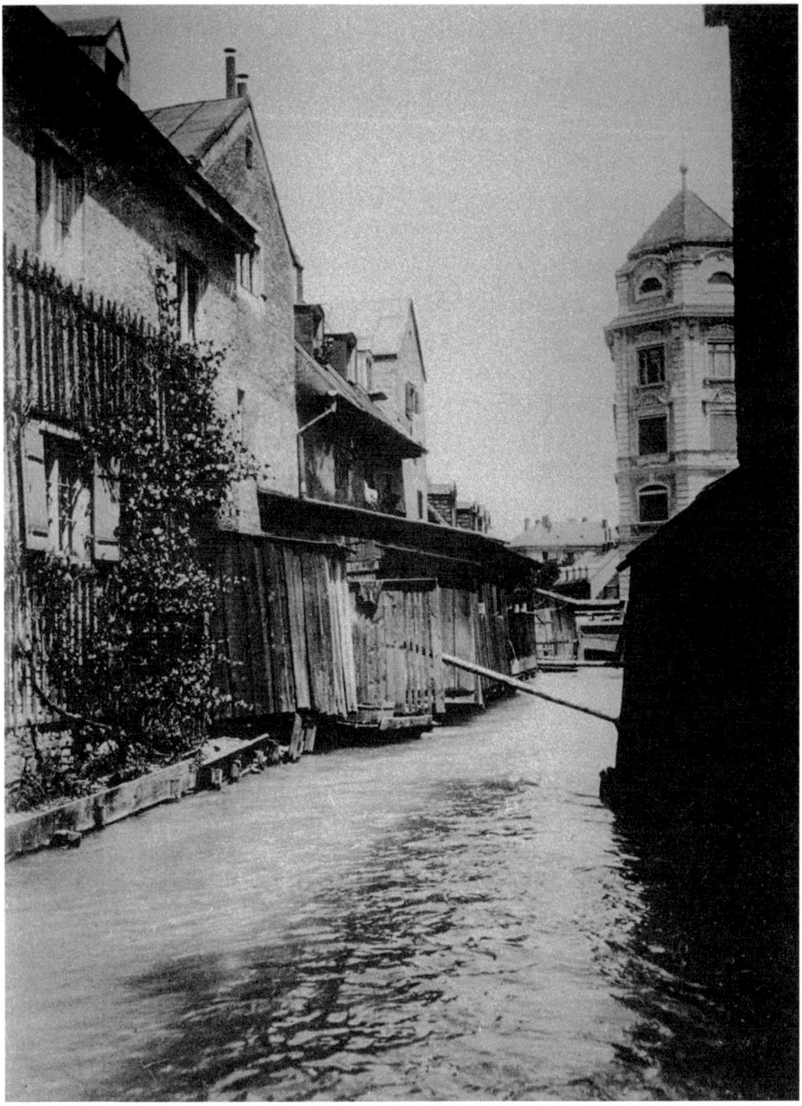

Die Qualität des Röhrenwassers war nicht das einzige Problem in einer Stadt, in der sich noch viele Bewohner über Brunnen versorgten, die ihr Wasser aus dem Grundwasser bezogen. Die Brunnen im Stadtgebiet links der Isar erreichen schon nach drei bis sieben Metern den oberhalb einer dichten Mergelschicht gelegenen Grundwasserspiegel, der im Jahresverlauf, abhängig vom Regen und dem Wasserstand der Isar,

Abbildung 20: Der Hofhammerschmiedbach in der St. Anna-Vorstadt in München, im heutigen Lehel, mit den überhängenden Abtritten. Die Fäkalien wurden direkt ins nur mäßig strömende Bachwasser entsorgt. 1839 wurde in der Mühlstraße 3 am Hofhammerschmiedbach das mit Hypotheken belastete Haus der Hautboistenswitwe, der Witwe eines Oboenbläsers, Theres Aubinger versteigert. Es bestand aus einem zwei Stock hohen Gebäude mit zwei Wäscherwohnungen, einer hölzernen Stallung, zwei unter einem Dach stehenden Waschhäusern, einem gesonderten Waschhaus, Hofraum mit Pumpbrunnen (Allgemeiner Anzeiger für das Königreich Bayern. Band 7, 1839, S. 61 / Königlich Bayerischer Polizey-Anzeiger von München 1836, S. 350). Der Brunnen lag hier also in direkter Nachbarschaft zum mit Fäkalien beladenen Bach, einem ursprünglichen Seitenarm der Isar, und inmitten eines mit Tierfäkalien belasteten Bodens. Angesichts der zahlreichen Waschhäuser dürfte die Witwe oder ihre Mieterinnen als Wäscherinnen gearbeitet haben, ein zusätzliches Risiko in Zeiten der Cholera. Der Hofhammerschmiedbach musste noch 1873 durch nächtliches Schleusenöffnen von gestauten Fäkalien gereinigt werden, die dann in die Isar abflossen. Leicht vorzustellen, welche Auswirkungen eine Überschwemmung mit der stinkenden Bachbrühe gehabt hat. © Foto Stadtarchiv München.

um mehrere Meter schwankt. Die privaten Brunnen sind eine weitere Schwachstelle in Pettenkofers Bericht, der sie nur kurz erwähnt in Verbindung mit Straßen, in denen eine Mischnutzung vorliegt, das sind mit Brunnen versorgte Häuser, die bei Bedarf Röhrenwasser des Nachbarhauses beziehen. In der Kanalstraße zum Beispiel, in der die Hälfte der 50 Häuser nicht durch Röhrenwasser versorgt wurde, war Pettenkofer die erstaunliche Diskrepanz aufgefallen, dass »die Häuser mit gutem Röhrenwasser« gegenüber denen mit gegrabenen Brunnen »bedeutend im Nachteil« sind, also mehr Cholera-Tote zu verzeichnen hatten. Das höhere Risiko des guten Röhrenwassers blieb unkommentiert, seine statistische Methode unangetastet, das tödlich aufgefallene Röhrenwasser wurde nicht chemisch analysiert und auf Rückstände untersucht. Heute würde eine solche Reaktion als Vertuschung gewertet, aber Pettenkofer handelte im guten Glauben seiner Bodentheorie, bei der das Röhrenwasser nur einen kleinen Beitrag zum Transport des Cholera-Keimes in den Boden leistet, und eine direkte Aufnahme durch den Mund nicht vorgesehen war. Da er nicht auf der Suche nach einem durch das Röhrenwasser verursachten epidemischen Schwerpunkt war, sondern seinen prognostizierten zeitlichen und örtlichen Verlaufs der Epidemie bestätigt sehen wollte, fiel die Kanalstraße für Nachforschungen einfach unter den Tisch.

Lediglich bei den Vorstädten Giesing und Haidhausen rechts der Isar wird er etwas genauer. Er hat die Örtlichkeit zusammen mit dem Chirurgieprofessor Carl Thiersch (1822 bis 1895) besichtigt, der mit Infektionsversuchen von Cholera-Stühlen an Tieren beschäftigt war. Thiersch beschreibt selbst wie er »unter der aufmunternden Teilnahme« Karl Pfeufers weißen Mäusen winzige Mengen der an einem Fließpapier fixierten Ausscheidungen Cholera-Kranker verfütterte. Von den 110 Tieren waren 47 erkrankt und 14 unter den typischen Zeichen heftiger Durchfälle und Nierenversagen verstorben. Allerdings sind erwachsene Mäuse für Cholera wenig empfänglich. Sie müssen an einer anderen Krankheit gestorben sein. Seine Versuche wurden von Ranke 1874, Gaffky und Koch 1883 wiederholt und nicht bestätigt.[115]

Pettenkofer war also mit einem Mann unterwegs, der experimentell die Ansteckung durch Fäkalien beweisen wollte, die er selbst ablehnte, einmal mehr, weil eine direkte Übertragung in seine Bodentheorie nicht passte.

In Giesing und Haidhausen waren diejenigen Häuser am meisten von der Cholera betroffen, die in einer Mulde lagen und deren Abtrittgruben so angelegt waren, dass ihr Inhalt durch das Erdreich und den lockeren Schotter auf die Häuser zufloss. In der Ripfelstraße in Haidhausen blieb keines der 15 Häuser von Cholera verschont. Die zum Hang gelegenen Höfe hatten alle schlecht drainierte Brunnen und Abtrittgruben, in denen selbst bei gutem Wetter die Kloake stagnierte und ins Grundwasser sickern konnte, aus dem die sauberen Quellen gespeist wurden. Aus Taufkirchen zwischen Unterhaching und Oberhaching rechts der Isar wurde ihm von dortigen Arzt mitgeteilt, dass er die Krankheit nur in Häusern mit einer katastrophalen Drainage der Kloaken gesehen hat.

Eine Inspektion der betroffenen Häuser, der Fäkaliengruben und Abwasserkanäle und der Endnutzung des Trinkwassers unterblieb für die Innenstadt, oder Pettenkofer hat sie als für seine Beweisführung unwesentlich nicht im Untersuchungsbericht erwähnt. Eine Trinkwasserbelastung am Endpunkt des Verbrauchs blieb ohne einen Blick auf die Umgebung der Brunnen und den Zustand der Röhrenleitungen in der Nähe der Häuser natürlich unentdeckt, Pettenkofers Aussagen zur Güte des Trinkwassers Stückwerk. Das war keine Nachlässigkeit, sondern die logische Folge einer Wertung, die den gesamten Untersuchungsbericht von Anfang an prägte. Aus der Perspektive der Bodentheorie waren Fäkalien nur der Auslöser für eine chemische Reaktion des Bodens, nicht der primäre Herd des Cholera-Keims. Er entwickelte sich erst durch einen längere Zeit beanspruchenden Fäulnis- oder Gärungs- oder chemischen Prozess und entwich als Miasma in die Luft. Deshalb war nicht der direkte Kontakt mit den Ausscheidungen Cholera-Kranker entscheidend, sondern die Bodenverhältnisse, die die Entwicklung eines flüchtigen Keims oder Gifts erlauben. Warum sollte er sich mit etwas beschäftigen, das im Panorama seiner Theorie nicht vorgesehen war?

So war das einzige greifbare Ergebnis seiner statistischen Erhebung über die Beschaffenheit des Trinkwassers die frühere Betroffenheit tiefer gelegener Straßen und Häuser, »daß bei gleichen Verkehrs – Verhältnissen und ähnlicher Vertheilung der Häuser stets der tiefer gelegne Punkt früher getroffen wird, als der höher gelegne«. Oder auch: »Wir sehen die Epidemie vom tiefsten Punkte ausgehen und mit einer unbarmherzigen Consequenz nach den höhern fortschleichen …«[116] Das aber habe nichts mit der absoluten Höhe oder Tiefe zu tun, sondern mit der damit verbundenen Modifizierung der Verwesungserscheinungen im Boden. An den Kanälen in der Innenstadt interessiert ihn daher nur ihre Drainagewirkung auf die Umgebung und die Blockade dieser Drainage durch Unrat, nicht aber der Eintrag der Ausscheidungen in die Isar.

Eine »Verschleppung« der Cholera durch den Menschen ist für Pettenkofer vielfach bewiesen, aber ganz und gar unmöglich ist es, den menschlichen Verkehr einer Stadt zu kontrollieren. Das hat ihm die Industrieausstellung im Glaspalast von München gezeigt, die zeitgleich mit dem Ausbruch der Cholera über die Bühne ging. 6 798 Aussteller und rund 200 000 Besucher aus aller Welt innerhalb von drei Monaten führten jeden Gedanken nach einer wirksamen Kontrolle ad absurdum. Die Industrieausstellung im neu errichteten, 200 Meter langen Glaspalast wurde am 15. Juli 1854 eröffnet. Schon vorher habe »ein großer Zusammenfluß von Fremden aus allen Ländern stattgefunden«.[117]

Von den 500 Aufsehern erkrankten schon Anfang Juli noch vor der Eröffnung täglich bis zu drei Dutzend an heftigem Durchfall, dessen Symptome auch Erbrechen und Kreislaufkollaps einschloss, so Pettenkofer. Zwischen dem 20. August und dem 7. September starben elf Aufseher an Cholera. Der offizielle Beginn der Cholera in München wird allerdings nicht auf den Beginn der Durchfallerkrankungen in der ersten Julihälfte, sondern auf den 18. Juli datiert, als ein Schweizer Besucher der Ausstellung während einer Aufführung des Faust im Hoftheater zusammenbrach. Pettenkofer sieht dagegen den Schwerpunkt und den möglichen Beginn eindeutig bei den Aufsehern. Er konnte von rund der Hälfte der Aufseher die Wohnungen ermitteln, hat tabellarisch die

Cholera-Fälle erfasst und aus den Zahlen herauskristallisiert, dass die Cholera an den Wohnorten der Aufseher früher und häufiger aufgetreten war als anderswo. Die Aufseher hätten »unbestreitbar einen Einfluß auf die Verbreitung und Entwicklung der Krankheit ausgeübt«.[118] Die Epidemie der über ganz München verstreuten Aufseher-Häuser »eilt unverkennbar der Gesammt-Epidemie um volle vier Tage voraus«. Und: »Wir können dieses Factum wohl ohne Anstand dahin erklären, daß der Keim der epidemischen Cholera bereits von Menschen verschleppt werde, welche nicht wirklich cholerakrank sind, und etwa nur an leichteren Erscheinungen dieser Krankheit leiden«. Wenn dem so war, dann erklären die über München verteilten Häuser den von Pettenkofer als Argument gegen die Rolle des Trinkwassers genannten gleichzeitigen Ausbruch an weit voneinander entfernten Orten der Stadt, aber keineswegs die weitere Ausbreitung der Cholera. Da bringt Pettenkofer wieder die Beschaffenheit des Bodens ins Spiel und präsentiert als Zwischenergebnis seiner Münchner Untersuchung einen Freispruch erster Klasse für die Trinkwasserversorgung, indem er sie einfach nicht mehr erwähnt:

»1) Die Verbreitung der Cholera geschieht durch den Verkehr der Menschen; 2) es kann von einem Punkte der Keim der Krankheit in kurzer Zeit ziemlich gleichmäßig über eine ganze Stadt durch verhältnismäßig sehr wenige Menschen vertheilt werden; 3) die frühere oder spätere, heftigere oder schwächere Entwicklung der Epidemie und deren längere oder kürzere Dauer in den einzelnen Straßen ist von der Beschaffenheit des Bodens eben so sehr, als von den Fluktuationen des Verkehrs abhängig«.

Felsengrund schließt Cholera aus. Das Risiko nimmt mit einer tiefen und feuchten Lage zu, mit einer Bodenbeschaffenheit, »welche die Ausbreitung und feine Vertheilung von Flüssigkeiten im Boden ermöglicht«.[119] Deshalb stellt sich die Frage, was der Mensch bei seinem persönlichen Verkehr in den Boden bringt, und Pettenkofer antwortet in typischer Ausschließlichkeit: »Harn und Koth, seine Excremente, nichts anderes«. Die Entwicklung des Cholera-Gifts erfolgt in der Tiefe des Bodens, die nicht gefrieren kann und nicht vollkommen ausgetrocknet ist, denn sonst könnte man sich die Ausbreitung der Cholera im Winter oder im trockenen Sommer von Italien nicht erklären. In einer kühnen Hypothese lässt er sich das Cholera-Miasma aus der Fäulnis und Zersetzung der Exkremente im Boden entwickeln, das sich dann mit den übrigen Exhalationen im Haus verbreitet. Ein Verlauf wie bei der Gärung. Und dieses Miasma verliert schon nach kurzer Entfernung durch die

Verdünnung an der Luft an Kraft. Pettenkofer benötigte für sein Modell zwar Wasser, aber nur für den Transport in den Boden, wo ein nicht genau definierter Prozess stattzufinden hat, der die Luft verpestet und Miasmen aussendet.

Er scheint die Schwäche seiner Theorie zu spüren, als er sich aufs Schiff begibt, und versucht, dort einen der Erde vergleichbaren Boden zu finden, in dem sein Prozess der Entwicklung eines Cholera-Keims stattfinden könnte. Holz und Leinwand müssen nun die Arbeit des Bodens erledigen, und weil die wenigen Aborte nicht auf den Bedarf einer Cholera-Epidemie ausgelegt sind, muss Unreinlichkeit die Folge, die »Luftverderbnis« erheblich größer als an Land sein. Er glaubte, die allermeisten Epidemien an Bord brechen nicht an Bord aus, sondern die Infektion war an Land erfolgt und nimmt dann auf dem Schiff ihren Lauf. Luftverderbnis wird von Miasmatikern immer dann aus dem Hut gezaubert, wenn sie eine direkte Übertragung von Mensch zu Mensch oder durch Kontaminierung von Gegenständen nicht zugeben können.

Am Beginn seiner Schlussbetrachtungen schildert Pettenkofer die Ermüdung, die bei den Ärzten durch den fruchtlosen Dauerstreit von Kontagionisten und Nicht-Kontagionisten eingetreten war. Eine Art Fatalismus habe sich breit gemacht, »und so betrachtet man das Uebel als eine Völker-Geißel, die kein Flehen der Unschuldigen erweicht«.[120] Jede der beiden Parteien habe sein Augenmerk auf die Schwächen der Gegner gerichtet »und glaubte, aus den Widersprüchen in einer fremden Annahme ergebe sich die Unfehlbarkeit der eigenen. Dieser Schluß ist so lange richtig, als nur zwei Ansichten möglich sind, was die Aerzte auch anzunehmen schienen«.[121] Seit 30 Jahren die ewig gleichen Fragen, für die entweder die eine oder die andere Partei keine Antwort wüsste.

Damit hatte Pettenkofer vollkommen Recht, aber sein eigener Vorschlag schlug durch die Hintertür seines Fäulnisprozesses im Boden in die bekannte Kontroverse ein, denn dieser Prozess lieferte Miasmen mit unbestimmten Eigenschaften, wie alle Miasmen vor ihm. Mal sprach er von Gift, mal von einem Cholera-Keim, aber nie, wie Henle 15 Jahre vor ihm eindeutig von winzigen, zur Vermehrung fähigen Lebewesen, die mit Hilfe des Mikroskops identifiziert werden könnten. Henles *Pathologische Untersuchungen* spielten für Pettenkofer keine Rolle. Pettenkofer bezeichnete seine eigene Einlassung als Hypothese, aber es war nur eine weitere Spekulation mit den alten, unbewiesenen Attributen irgendeines Chemismus, auf die er sich auch noch nach der Wiederentdeckung des Cholera-Keims durch Robert Koch 1883 versteifte, durch einen Selbstversuch gefährdete und für die er in Cholera-Konferenzen erbittert focht.

Die Starrköpfigkeit Pettenkofers, etwas Anderes zu akzeptieren als seine Bodentheorie, zeigt sich am deutlichsten, wenn er sich auf Tatsachen stützt, die ihm zu denken geben müssten. In einem Vortrag, den er 18 Jahre nach seinem großen Bericht angesichts einer erneuten Cholera-Gefahr gehalten hat, bleibt er bei seiner grundsätzlichen Meinung, dass die Verbreitung der Cholera nicht so erfolgt, wie das von strengen Kontagionisten angenommen wird, da die Quarantänemaßnahmen allesamt gescheitert sind. Er kann sich sogar vorstellen, dass die Ausscheidungen eines Cholera-Kranken keine Rolle spielen. Da aber eine Verschleppung der Krankheit durch den menschlichen Verkehr offensichtlich ist, müssen die Hauptgründe für einen Cholera-Ausbruch in der geographischen Örtlichkeit und den atmosphärischen und klimatischen Einflüssen gesehen werden. Wenn man diese Orte auf einer Karte verzeichne, falle auf, dass sich die von der Cholera betroffenen nicht entlang der Hauptverkehrsstraßen und Eisenbahnlinien gruppieren, sondern »in jedem Land gruppiren sich z.B. die Cholera-Ortsepidemien viel mehr nach Fluss- und Entwässerungsgebieten als nach den Haupt-Verkehrsstraßen«.[122] Auch diesen von ihm selbst referierten Hinweis greift er nicht auf, um Flüsse als verantwortlich für den weiträumigen Transport der Fäkalien oder das Entwässerungsgebiet Münchens, die Isar, in den Blick zu nehmen.

Sein Zahlenwerk ist beeindruckend, dessen Grundlagen sind allerdings mehr als fragwürdig. Entscheidende Parameter bleiben unbestimmt: die Mischung des Wassers im Röhrensystem, die prekäre Lage der Brunnhäuser links der Isar, die Qualität des Wassers der Brunnen im Stadtgebiet. Pettenkofer unterschlägt die Auswirkungen des Fäkalientransports in den oft verstopften Kanälen und die Kontaminierung des Grundwassers, der Quellen und der Brunnhäuser bei Hochwasser. Die Isar als möglichen Verursacher spielt absolut keine Rolle. Pettenkofers Erhebung zur Wasserversorgung zeigt, wie Zahlen, zum Beweis einer vorgefassten Meinung und auf unscharfer Grundlage erhoben, eine Fehleinschätzung in die höhere Weihe der Wissenschaftlichkeit entführen können.

Emil Funcke, ein junger Arzt aus Berlin, hat 1872 in seiner Dissertation den grundlegenden Widerspruch in Pettenkofers Ablehnung des Trinkwassers als Verursacher mit spürbarer Empörung auf den Punkt gebracht: »Merkwürdigerweise aber – und dieses ist mir wunderbar – leugnet Pettenkofer gänzlich den Einfluss des Trinkwassers, und doch ist ja dieses, wenigstens meistens, als Brunnenwasser, nur an die Oberfläche gepumptes Grundwasser. Soll das Grundwasser nur als Grundwasser schaden, nicht als Trinkwasser? Soll das mit faulenden organischen Stoffen imprägnirte Grundwasser nur schaden, solange es sich in der Erde befindet?«[123] Er liefert eine ganze Reihe von Beispielen aus kleineren Orten an der Saale, wo durch die Stilllegung verschmutzter Brunnen die Cholera gestoppt werden konnte oder sich die Ausbreitung der Krankheit exakt entlang eines Baches verfolgen ließ. Pettenkofers Einfluss begann allmählich zu schwinden, elf Jahre vor Kochs Entdeckung.

Fallstricke in der frühen Medizinalstatistik

Nach der Analyse des Gebrauchs, den Pettenkofer von der Statistik gemacht hat, um seine Überzeugung der Nichtbeteiligung des Wassers an der Verbreitung der Cholera zu beweisen, stellt sich die Frage, ob mit den damaligen Mitteln der Statistik überhaupt eine gesicherte Aussage möglich war. Er war ja nicht der einzige, der mit Zahlen den regellosen Verlauf der Cholera zu durchschauen versuchte. Und er war auch nicht der einzige, der das Problem mit den Scheuklappen einer vorgefassten Meinung angegangen ist.

Die Flut von Berichten, in denen es fast immer von Zahlen wimmelt, könnten Bestandteil des Problems und nicht seine Lösung gewesen sein. Die während der ersten Cholera-Epidemie in Deutschland wöchentlich erscheinende *Allgemeine Cholera-Zeitung* musste bereits eine Vorauswahl treffen, um nicht Wichtigtuern und Geschäftemachern aufzusitzen. Die Redaktion hegte den Verdacht, dass nicht wenige der eingereichten Beiträge nur geschrieben wurden, um Verfasser und Verleger auf Unkosten Anderer zu bereichern, da sie nichts enthalten, was nicht schon vielmals besser geschrieben worden war. Und gerade diese würden mit besonderem Eifer und Geschrei und nicht selten anonym oder unter falschem Namen angepriesen. Auch längere statistische Artikel wurden nicht zur Veröffentlichung ausgewählt: »Größere statistische Artikel habe ich bis jetzt geflissentlich vermieden, da sie uns noch immer nur Bruchstücke geben können und fast durchgängig gar sehr der Berichtigung und Läuterung bedürfen«, beklagt der Herausgeber Radius in seinem Vorwort im November 1831. Nicht ein Mangel an Berichten, sondern deren Überfluss und fragliche Qualität waren das Problem. Das Risiko, sich im Nachrichtenwirrwarr zu verheddern und vermeintlich beweiskräftigen Zahlen aufzusitzen, war groß.

Nur selten wird angegeben, auf welcher Grundlage sie erhoben wurden. Eine flächendeckende Erfassung der Erkrankungen und Todesfälle war schon aus personellen Gründen kaum möglich. Die sogenannten Gesundheitsbehörden waren in den allermeisten Fällen Ein-Mann-Veranstaltungen. Die Ärzte, die mit der Führung der Listen beauftragt waren, waren gleichzeitig auch die, die alle Quarantänemaßnahmen und sonstige staatliche Vorgaben zu überwachen hatten, eine Herkulesaufgabe. Auf sie jedoch stützten sich die Behörden. Wo es irgend möglich war, entzog sich die Bevölkerung der gesundheitspolizeilichen Einmischung. Sie ließ gerade in Preußen und Russland nichts Gutes erwarten. Interessegeleitete Beschönigungen der Verantwortlichen sind nicht auszuschließen, wie ich am Beispiel von Astrachan durch zwei völlig konträre Stellungnahmen und am Beispiel der Cholera-Statistiken der Moskauer Krankenhäuser gezeigt habe.

Bei der nach Russland entsandten französischen Kommission spielten die Interventionen der in den russisch-polnischen Krieg verwickelten Kriegsparteien eine Rolle, die die Cholera zu einem Mittel der Diplomatie werden ließ und die Berichte einer Selbstzensur unterwarfen. Was sie erfahren haben, war fast immer geprägt von den persönlichen Anschauungen der behandelnden Ärzte, die als Miasmatiker eine direkte Übertragung von sich wiesen, oder als Kontagionisten die Beobachtung einer diffusen Verbreitung unter den Tisch kehrten. Zahlen aus zweiter Hand unterlagen den Unwägbarkeiten einer interessegeleiteten Erfassung. Auch konnten sich ganze Ortschaften dem Blick und Zugriff der Behörden entziehen, indem sie Cholera-Fälle einfach nicht meldeten. Eine solche Praxis wird heute noch von der WHO, der Weltgesundheitsorganisation beklagt, die bei rund 200 000 gemeldeten Fällen jährlich von drei bis fünf Millionen Erkrankungen ausgeht.

Die fragwürdigen Bedingungen bei der Erfassung waren den Zahlen nicht anzusehen, wurden aber von den Parteien zur eigenen Bestätigung ausgebeutet. Die französische Kommission in Russland, Preußen und Österreich 1831 glaubte, mit den ihr zur Verfügung stehenden Zahlen die Nicht-Kontagiosität und die Unwirksamkeit von Quarantänemaßnahmen bewiesen zu haben, aber sie hatte auch nach Inspektionen zahlreicher Orte, Gesprächen mit Ärzten und Auswertung von Korrespondenzen an Behörden keine Vorstellung, woran das gelegen haben könnte. Die Zahlen gaben keine Antwort auf die Frage nach dem Grund für die regellose Ausbreitung der Cholera. Die Kommission hatte keine Ahnung von den finsteren Umständen, unter denen die Statistiken in

Russland zustande gekommen waren, und gab sie gutgläubig an Paris weiter. Unter solchen Bedingungen waren Zahlen nichts anderes als eine sichere Grundlage für Fehleinschätzungen.

Da die Cholera als eine bisher unbekannte Krankheit innerhalb kurzer Zeit Hunderte befiel, waren viele Ärzte nicht in der Lage, eine korrekte Diagnose zu stellen, was sich in Unsicherheiten niederschlug, den Beginn einer Epidemie genau zu fixieren und den eigentlichen Auslöser festzustellen, was in München 1854 der Fall gewesen sein könnte, oder in Berlin, wo schlecht informierte Ärzte den Philosophen Hegel als an Cholera verstorben meldeten. War es eine gelinde Form der Cholera oder eine dieser zahlreichen, ebenfalls mit Erbrechen einhergehenden Durchfallerkrankungen, die üblicherweise genau dort auftraten, wo auch die Cholera zugeschlagen hat? Solche Unschärfen beeinflussten nicht nur die Zahlen der Statistik, sondern auch die Einschatzung des Weges, den die Epidemie genommen hat. Auf ihrem Höhepunkt waren alle überfordert, die Behörden, die Ärzte, das Pflegepersonal, die Leichenträger und Friedhöfe, die Desinfektoren und nicht zuletzt die Bevölkerung, der völlig verunsichert nur die massenhafte Flucht aus dem verseuchten Ort blieb. Wer von ihnen war da schon infiziert, wer hat sich auf dem Weg angesteckt und über welchen Kontakt? Gab es überhaupt einen Kontakt, oder ist die Krankheit ausschließlich durch die Bedingungen vor Ort ausgebrochen? Fragen über Fragen, die in einer chaotischen Situation kaum abschließend zu klären waren und die die Beweiskraft der einen Beobachtung durch die einer anderen neutralisierte. Da die Cholera völlig unkontrollierbare Menschenströme in Bewegung setzte, ist es nicht verwunderlich, dass über die Ansteckungsfähigkeit die wildesten Hypothesen kursierten, die niemand mehr im Einzelnen nachprüfen konnte. Unter solchen Bedingungen waren einzelne Beobachtungen wertvoller als die ganze Welt von Zahlen, die nur die Schwächen der bruchstückhaften Beobachtungen verstärkten.

Die numerische Methode galt spätestens dann als eine wissenschaftliche Errrungenschaft, als Pierre Charles Alexandre Louis (1787 bis 1872) mit ihrer Hilfe 1836 die Untauglichkeit des Aderlasses bei den meisten Krankheiten nachgewiesen hatte.[124] Seit Beginn des 19. Jahrhunderts versuchten die Medizinalbehörden durch solche, oft in Form von Tabellen präsentierten Erhebungen, sich einen Überblick über Krankheiten und Todesursachen zu verschaffen. Es war eine Sammlung der rohen Tatsachen, die letztlich nur eine einzige gesicherte Erkenntnis zutage förderte, dass die Sterblichkeit an Cholera dort am höchsten ist, wo die

»ärmsten Klassen der Bevölkerung« leben, wie Emil Isensee schon 1845 in seiner Geschichte der Medizin schrieb.[125] Pettenkofers akribisches Netzwerk von Zahlen, das er über München und einzelne Straßenzüge legte, haben zwar nicht die Trinkwasserversorgung dingfest gemacht, aber die desolaten hygienischen Bedingungen, unter der die Armen lebten, ins Bewusstsein der Verantwortlichen gerückt. Das hatte positive praktische Folgen für die öffentliche Hygiene und sehr bedauerliche für die Bekämpfung der Cholera.

Jede aussagekräftige Statistik benötigt eine genaue und begrenzte Fragestellung und einen wohl definierten methodischen Rahmen, der die Fragestellung mit den erhobenen Daten verknüpft. Bei Pettenkofer schien beides stimmig. Der Wasserzins erlaubte die Identifikation der ans Röhrenwasser angeschlossenen Häuser, die Meldungen über Cholera-Tote die Identifikation der betroffenen Häuser, und eine Verknüpfung der Daten die Aussage, dass die Trinkwasserversorgung nicht zur Verbreitung der Cholera beiträgt. Im Verlauf der Untersuchung stellte sich heraus, dass beide Grundannahmen nicht genau genug definiert waren und Pettenkofer mit der ungeprüften Behauptung einer von den Quellen unabhängigen und gleichbleibenden Trinkwasserqualität gezwungen gewesen wäre, seine Annahme zu überprüfen. Und nach seiner Untersuchung in der Müllerstraße wäre eine weitere Korrektur der Methode erforderlich gewesen: Es genügte nicht, nur die Häuser mit Cholera-Toten auszumachen, sondern es kam auch auf die Gesamtzahl der Toten in diesen Häusern an, wie Pettenkofer in seiner einzigen Stichprobe erkannt, aber im weiteren Verlauf seiner Untersuchung nicht berücksichtigt hat.

Für Henle hat mit den epidemischen Krankheiten die Stunde der Statistik geschlagen, aber er war sich des allzu menschlichen Schielens nach Anerkennung bei der Bewertung und Erhebung der Zahlen voll bewusst:

»Je weniger in der Medicin einerseits die Controle zu fürchten, je glänzender andererseits der zeitliche Lohn für diejenigen ist, die aus der Menge aufzutauchen wußten, umso näher liegt die Gefahr, daß nicht nur selbstgetäuschte Oberflächlichkeit, sondern auch ächter, gemeiner Betrug Thatsachen einschwärzen, welche den Gang der Nachfolgenden irrelenken«.[126]

Bis zum Einschwärzen von Tatsachen möchte ich bei Pettenkofer nicht gehen, denn er hat auch Tatsachen benannt, die nicht in sein Schema passen. Aber selbsttäuschende Oberflächlichkeit war es allemal, da er diese Tatsachen einfach übergangen hat, statt ihnen auf den Grund zu gehen. Pettenkofers Hauptfehler seiner statistischen Methode lag nicht im Verdunkeln von Tatsachen, sondern in der mangelnden Beleuchtung derjenigen Fakten, die nicht in seine apodiktisch formulierte Meinung passten. Sozialmedizinische Statistiken haben immer mit einer überbordenden Fülle von Erscheinungen zu kämpfen, denen sie auf die eine oder andere Weise Gewalt antun müssen. Die Berechtigung, ein Phänomen zu isolieren, muss nachvollziehbar begründet werden. Pettenkofer hat das mit seiner Zielvorgabe versucht, sie aber so eng gefasst, dass für die Fragestellung entscheidende Aspekte der Wirklichkeit nicht abgebildet wurden. Als sie in seinen Stichproben in der Müllerstraße und in der Kanalstraße zum Vorschein kamen, hat Pettenkofer sie einfach übergangen, nicht aus einem Mangel an methodischer Strenge, sondern aus einem Mangel an Offenheit für ein anderes als das von ihm erwartete Ergebnis. Die Stichprobe war für ihn ein kaum wahrnehmbarer Fleck auf seinem gelungenen Gemälde.

Auch viele andere Statistiken litten unter diesem Mangel an Offenheit für Ergebnisse, die nicht in das vorausgesetzte Schema passten. Die Gräben zwischen Miasmatikern und Kontagionisten waren unüberbrückbar. Es gab keinen handfesten Nachweis eines Erregers. Es gab nur Überzeugungen, die sich in der Betonung dieser oder jener Erscheinung abarbeiteten. In keiner Untersuchung der Miasmatiker fehlten Tabellen über Temperatur und Niederschläge, in keiner Untersuchung der Kontagionisten fehlten Angaben über die Häufung von Erkrankungen in überfüllten Häusern. Aber weder ein direkter Kontakt noch eine diffuse Ausbreitung durch die Luft erklärten alle Phänomene der Ausbreitung, selbst die Kombination beider führte zu keinen schlüssigen Resultaten. Die Cholera hat wie keine andere epidemisch auftretende Infektionskrankheit dieser Zeit gezeigt, dass mit Kontagion und Miasma auch statistisch keine Problemlösung möglich, dass mit beiden Kategorien die auslösende Ursache im Trinkwasser nicht zu fassen war.

Warum kann ein Auge nicht sehen, was es sieht? Warum ist man mit Blindheit geschlagen, wenn die Dinge vor der Nase liegen? Weil das Gesehene auf einen Begriff gebracht werden muss, wenn man es erfassen will. Die gescheiterten Beobachter der Cholera hatten ein Brett vor dem Kopf, das nur zwei Durchblicke offen hielt, einen für das Kontagion und einen für das Miasma. Ein Durchlass für Wasser war nicht vorgesehen.

Resümee einer verzweifelten Suche

Die französische Kommission für Russland, Preußen und Österreich hat vor allem gelernt, dass Quarantänemaßnahmen keinen Effekt haben und eher schädlich sind. Sie hat häufig gesehen oder sich berichten lassen, dass die bevorzugten Orte der Cholera an Gewässern mit sumpfigen und morastigen Ufern liegen, aber der Qualität des Trinkwassers keine Aufmerksamkeit geschenkt. In England war das Trinkwasser zwar Thema, aber keines, das durchgreifende praktische Konsequenzen hatte. Mikroskopiker haben trotz aller optischer Unschärfen Vibrionen gesehen und hielten sich lange bedeckt. Sie wären die einzigen gewesen, die den Raum für Spekulationen einengen konnten.

Wenn in der Wissenschaft alte Erklärungsmuster untauglich werden und die neuen noch nicht kraftvoll genug daherkommen, entsteht immer eine mehr oder weniger lang andauernde Pattsituation, in der Wissenschaftler streiten und das Publikum bestenfalls Zuschauer ist. Bei der Cholera war das anders. Hier führte die Pattsituation der Wissenschaftler in Europa zur Bedrohung bereits angeschlagener Gesellschaften in ihrem schmutzigen industriellen Umbruch, mit ihren verelendeten Bevölkerungskonzentrationen, beschleunigten Verkehrssystemen und kolonialen Eroberungszügen. Die erste Cholera-Epidemie traf Europa in den 1830er Jahren, als sich die Flussdampfschifffahrt selbst in Russland durchgesetzt hatte und Nord- und Ostsee befahren wurden. Bei der zweiten um 1850 gab es bereits eine regelmäßige Dampfschiffverbindung nach New York, und das Eisenbahnnetz war für die meisten Fernstrecken in Westeuropa vollendet. Bei der letzten der Europa heimsuchenden Cholera-Epidemie gegen Ende des Jahrhunderts betrug die Dauer der Atlantiküberquerung nur noch sechs Tage anstatt der 30 Tage zu Beginn des Jahrhunderts. Die Welt schrumpfte, und die Cholera stand nach einem Ausbruch in Indien oder Ägypten per Telegrafie binnen Stunden als Bedrohung vor der Türe und konnte in kurzer Zeit zuschlagen.

Das Publikum war eben nicht nur Zuschauer bei einem üblichen Streit unter Wissenschaftlern, sondern als Opfer am fruchtlosen Hickhack beteiligt und musste erleben, wie ihm der Mangel an Durchblick widersprüchliche und unlogische Maßnahmen der Krankheitsabwehr bescherte, die das Leben, ohne Hoffnung zu überleben, nur erschwerten. Als der wissenschaftliche Streit durch die Entdeckung der Bakterien im Trinkwasser entschieden war, stritten die Verantwortlichen ums Geld.

Wirkungsvolle Maßnahmen kosteten Unsummen und berührten zahlreiche Interessen. Wir können heute ein Lied von einer Lage singen, in der alle wissen, was zur Rettung des Klimas und der Natur zu tun wäre, doch der Tanker bleibt stur auf Kurs. Robert Koch könnte davon erzählen, wie ihn die Hamburger feine Bürgerschaft auflaufen ließ. Richard J. Evans hat solche profitablen Blockaden mit Pfennigfuchsermentalität in allen bedrückenden Einzelheiten für die Cholera-Epidemien in Hamburg beschrieben.[127] Während wir heute wissen und trotzdem nicht entsprechend handeln, wusste man bis Robert Kochs beweiskräftiger Entdeckung des Cholera-Erregers 1883 nichts Verlässliches über die Cholera und war doch zum Handeln gezwungen. Das war die Situation, in der die Wissenschaft an den entscheidenden Punkten versagt hat, nicht weil sie noch keine hieb- und stichfesten Beweise liefern konnte, sondern weil sie nicht am Ball geblieben ist, um die spekulative Beliebigkeit zu beenden. Das ist von heute aus gesehen schwer zu verstehen. Warum wurde Pacini negiert und Pettenkofer gegenüber Snow der Vorzug gegeben? Ich habe Gründe genannt, bin aber immer noch verblüfft, wie hartnäckig die Wissenschaftler an ihrem untauglichen Gegensatzpaar Miasma und Kontagion festgehalten haben. Ich denke, dass auch psychologische Verwerfungen die geistige Unbeweglichkeit mitbestimmt haben.

Die Cholera war im 19. Jahrhundert eine Krankheit, die in kurzer Zeit die Hälfte der Betroffenen unter unsagbaren Qualen tötete. Sie löste Angst und Panik aus. Wenn sie vorüber war, waren ganze Gesellschaften ausgebrannt und erleichtert. Man wollte nichts mehr von ihr hören und auch nichts mehr über sie wissen, ein Klima, von dem auch Wissenschaftler nicht unberührt geblieben sind. Es fehlte der Biss für weitere Forschungen, und es fehlten Kranke in der unmittelbaren Umgebung, an denen sie ihre Wissenschaft erproben konnte. Solange die Epidemie wütete, konnten die Ärzte ihre eigene Angst in Aktionismus verwandeln. Sie betätigten sich in ihren Behandlungsversuchen als Magier, die im hohen Ton wissenschaftlicher Anmaßung ihre Unwissenheit vor dem großen Publikum zu verbergen versuchten. Eine nicht mehr zu übersehende Anzahl von Cholera-Schriften diente vor allem der Selbstvergewisserung einer verunsicherten Ärzteschaft, die sich an die vertrauten Erklärungsmuster zu klammern versuchte, um überhaupt noch irgendwo einen Halt zu finden. Die Cholera in ihrem rabiaten Zusteuern auf den Tod blieb allen Behandlungsversuchen zum Trotz der Sieger und nicht selten gerade wegen dieser Behandlungen. Die Ärzte mussten ihre Hilflosigkeit erkennen, und die Bevölkerung reagierte mit Ablehnung und

Misstrauen angesichts einer Medizin der beliebigen Ratschläge und widersprüchlichen gesundheitspolizeilichen Maßnahmen. Sie verließ sich lieber auf ihren Fluchtreflex, um dem Tod oder auch nur der Angst vor ihm zu entkommen. Der als anarchisch erlebten Ausbreitung der Cholera folgte die Anarchie des »Rette sich, wer kann«. Andere tobten ihre Angst in zügellosen Angriffen auf phantasierte Verantwortliche aus. Die Ärzte bändigten sie durch stramme Haltung. Als Kämpfer an vorderster Front und mit einem vermeintlich vernünftigen Aktionismus konnten sie ihre Erregung besser beherrschen als eine Bevölkerung, die zum Objekt einer tödlichen Bedrohung und zugleich zum Objekt drastischer und wenig einsichtiger behördlicher Maßnahmen und ärztlicher Therapien geworden war.

Die Ärzte waren in ihrem jahrhundertealten verbissenen Dogmatismus als Traumtänzer über der Realität nicht auf der Höhe einer fortschrittsgläubigen Zeit, wie sie der Soziologe Wolf Lepenies in einem kleinen Essay *Angst und Wissenschaft* im 19. Jahrhundert gesehen hat. Er bescheinigt der Wissenschaft eine zunehmende Entemotionalisierung, eine »Trivialisierung der Angst«. Man lebt sie nicht mehr aus, man stärkt seinen Willen, um sie in Schach zu halten, und spielt den Unbeeindruckten. »Der Gesunde ist nicht ängstlich, Wissenschaft und Technik erobern die Natur; sie werden auch mit der Angst fertig«.

Für die Cholera galt der wissenschaftliche Zeitgeist nicht, und dieser Kontrast machte alles noch viel schlimmer. Das flächendeckende Versagen von Medizinern und Behörden hinter der Fassade einer rigiden Besserwisserei und kompromisslos durchgesetzten Anordnungen versetzte die Gesunden in Panik und Wut, da das Sterben einfach weiterging, als wären keinerlei Maßnahmen getroffen worden. Nicht der Mensch erobert die Natur, sondern die Natur den Menschen und streckt ihn nieder, wann immer es ihr passt. Das war tausendfach durchlebte Wirklichkeit. Lepenies lässt den Ethnologen Georges Devereux etwas sagen, was der bedrohlichen Situation viel besser gerecht wird: »Je mehr Angst ein Phänomen erregt, desto weniger scheint der Mensch in der Lage, es genau zu beobachten, objektiv über es nachzudenken und angemessene Methoden zu seiner Beschreibung, seinem Verständnis, seiner Kontrolle und Vorhersage zu entwickeln«.[128] Pettenkofers Erfolg hatte mit seiner feinen Witterung für diese weit verbreitete Unsicherheit zu tun. Er inszenierte sich als einer, der sich nicht beirren ließ, der endlich sagte, wo es lang zu gehen hat, der wusste, wie Kontrolle zu erlangen war, und der verstand, wie die Ursache an der Wurzel zu packen war.

Pettenkofers angeblicher Beweis einer Unbedenklichkeit des Trinkwassers und seine Bodentheorie waren ein Desaster für das Verständnis der Epidemie. Sie blockierten Erfolg versprechende Maßnahmen gegen die Verbreitung der Cholera ausgerechnet dann, als Snow in London sofort eine drastische Reduktion von Neuerkrankungen durch Stilllegung eines verunreinigten Brunnens und die *Lambeth Water Company* durch Verlegung der Entnahmestelle des Trinkwasser aus der Themse melden konnten. Da die Bodentheorie noch mit dem Miasma argumentierte, hatte sie bei den meisten Ärzten ein Heimspiel auf dem vertrautem Terrain eingefahrener Denkgewohnheiten. Die Bodentheorie mit ihrem Ausschluss des Trinkwasser als Quelle des Übels war in ihren Köpfen so fest verankert, dass sich auch noch nach der Entdeckung des Erregers durch Robert Koch einflussreiche Ärzte während der Cholera-Epidemie in Hamburg 1892 auf sie beriefen. Dr. Doering kritisierte die »emsige Jagd auf den Bacillus«, sie erzeuge eine »wahnsinnige Choleraangst«, die Handel und Gewerbe Hamburgs enorm schädigen würde. Man solle weiter auf Pettenkofer hören. Er war mit seiner Meinung nicht allein. In einem ausführlichen, von Ärzten und Statistikern verfassten Bericht über die Epidemie in Hamburg 1892 wurde schlichtweg abgestritten, dass sich die Cholera durch das Wasserleitungsnetz der Stadt ausgebreitet haben könnte, da sie nur in stehenden Gewässern auftrete.[129] Sie alle, die um ihre Geschäfte bangten, konnten mit einer unklaren Beweislage besser leben als mit dem Nachweis eines Erregers, der sie zu teuren Maßnahmen im Überseehandel und in den beengten Arbeiterbehausungen zwingen würde, die Koch an die Elendsquartiere in Indien erinnerten. Um ein wirkungsvolles Eingreifen war es in Hamburg schlecht bestellt, da nahezu die gesamte regierende Elite als Anhänger Pettenkofers und als Gegner Preußens Stellung gegen Kochs Kommabazillus bezog. Bürgermeister Johannes Versmann: »Während der vorjährigen Cholera-Epidemie hat das Gesundheitsamt des Reichs u. Prof. Koch hier regiert«. Das sei das Schlimme und Gefährliche der gegenwärtigen Situation, ergänzte das liberale *Hamburger Fremdenblatt*.[130]

Es ist also kaum möglich, das Fortbestehen der beiden Lehren vom Kontagion und Miasma ausschließlich als ein wissenschaftliches Problem zu behandeln. Das war es sicherlich zu Beginn der Epidemien in den 1830er Jahren während des schockartigen Überfalls einer bisher unbekannten und tödlichen Massenerkrankung. Im Jahrhundertverlauf geriet die wissenschaftliche Spekulation mit untauglichen Begriffen in den schmutzigen Abgrund der gesellschaftlichen Realität, als sich immer wieder dieselben Schwerpunkte der Epidemie in den Elendsvierteln mit ihren stehenden Kloaken und stinkenden Abwasserkanälen herauskristallisierten. Ein grundlegender Umbau, der die Durchlüftung und Hygiene der Städte verbessert und zukünftige Ausbrüche eindämmen würde, war teuer. Nun benutzten große Interessengruppen, Hauseigentümerverbände, Reeder, Wasserversorger die althergebrachten Kategorien als Kampfbegriff zur Durchsetzung ihrer Interessen, die nur allzu oft mit dem Erhalt des für weite Teile der Bevölkerung erbärmlichen *Status quo* übereinstimmten.

Grenzenlos wie der Handel, war die Cholera gefährlich fürs Geschäft. »Die Cholera ist die Kehrseite der glänzenden Medaille des Verkehrs«, sagte 1869 ein Mitarbeiter des *Statistischen Bureaus* in Berlin.[131] Das war zwar schön gesagt und inzwischen Konsens, aber damit war die dunkle Kehrseite der Medaille nicht beschrieben, und nichts war gewonnen, denn die Cholera war die im Wasser unbemerkt gebliebene oder geleugnete Begleiterin des Verkehrs. Sie bewegte sich nicht mit dem Wind und nicht im Gleichschritt mit Personen und Waren, sondern selbständig fließend, stockend oder ruhend – wie Wasser eben, sogar flussaufwärts, wenn der menschliche Verkehr ein wenig nachgeholfen hat. Ein Beobachter, der nur die Kranken sieht und nicht das Wasser, das sie getrunken haben, kann sich keinen Reim auf das hüpfende Vordringen der Cholera machen. So war das in Europa – über 50 lange Jahre.

Anmerkungen

1 Henricus Haeser, Bibliotheca epidemiographica sive catalogus librorum de historia morborum epidemicorum tam generali tam speciali conscriptorum. Jena 1843, S. 129 ff.

2 Boudard, Hippolyte Cloquet, Gérardin, Londe, Delmas, Sondras, Gaimard, Dublé, Alibert. Münchener politische Zeitung: mit allerhöchstem Privilegium. Nr. 134, 28. May 1831.

3 C. Sachaile, Les Médecins de Paris jugés par leurs oeuvres ... Paris 1845. S. 322 / BnF Data.

4 BnF Data.

5 Benoît Pouget »Un choc der circulations«, la marine française face au choléra en méditerranée (1831–1856). Médicine navale, géostratégie et impérialisme sanitaire. Thèse le 11 décembre 2017. École doctorale n° 355: Espace, culturelles, société. S. 184.

6 Goethes Werke. Weimarer Ausgabe, III. Abteilung, Bd. 13, S. 84-103. Permalink: http://www.zeno.org/nid/2000486669X.

7 Du choléra-morbus de Pologne; renseignemens sur cette maladie, recueillis par la commission des officiers de santé militaires renvoyés a Vorsovie par M. Le Maréchal Duc de Dalmatie, Ministre de la guerre. Paris 1832, S. 14 / Georg August Richter, Die orientalische Cholera, Erste Abtheilung: Geschichte der Cholera bis zu ihrem ersten Auftreten in Frankreich. Berlin 1836. Richter verfolgt den Gang der Cholera im Gefolge von Truppenbewegungen sehr genau ab S. 65.

8 Theodor Schiemann, Geschichte Russlands unter Kaiser Nikolaus I. Berlin 1904, Band 3, S. 36.

9 Ludwik Mieroslawski, Kritische Darstellung des Feldzuges vom Jahre 1831 und hieraus abgeleitete Regeln für Nationalkriege. Berlin 1847, Band 1, S. 161.

10 Du Choléra-Morbus en Pologne; renseignemens sur cette maladie, recueillies par la commission des officiers de santé militaires envoyés en Vasovie par M. le Maréchal Duc d Dalmatie. Paris 1832 / Du Choléra-Morbus en Pologne. Renseignements recueilllies par la Commission des officiers de santé Militaires envoyés en Pologne par M. le Ministre de Guerre. Paris 1832 / Rapport de Commission médicale envoyée en Pologne par M. le Ministre du Commerce pour étudier le Choléra-Morbus, composée de M.M. Cas, Alibert, Boudard, Dalmas, Dubled, Charles Londe et Sandras. Paris 1832.

11 Schiemann, a. a. O., S. 161 f.

12 Die Linie war erst ein Jahr vorher als Aktiengesellschaft auf private Initiative Lübecker und Petersburger Anleger mit einem ausschließlichen Privileg des Zaren vom 28. August 1830 gegründet worden und hatte die Fahrten im Frühjahr 1831 zwischen Travemünde und St. Petersburg aufgenommen. Die beiden in London gebauten, mit 750 Tonnen damals großen und mit Kupfer beschlagenen Schiffe und 140 PS konnten Pferde und Reisewagen transportieren, boten Kajüten der ersten und zweiten Klasse und sogar Familienzimmer (Allgemeine preußische Staats-Zeitung: 1831, 1–3 vom 22. Februar 1831 mit Angabe der Reisekosten für Pferde, Hunde, Gepäck und Menschen).

13 Barabanova, Kseniya. »The First Cholera Epidemic in St. Petersburg.« Environment & Society Portal, *Arcadia* (2014), no. 6. Rachel Carson Center for Environment and Society. https://doi.org/10.5282/rcc/5385.

14 Johann Friedrich Pierer, Allgemeine medizinische Zeitung mit Berücksichtigung des Neuesten und Interessantesten der allgemeinen Naturkunde auf das Jahr 1831. Altenburg, S. 1005 / Schriften der in St. Petersburg gestifteten russisch-kaiserlichen Gesellschaft für die gesammte Mineralogie 1. Band, 1. Abtheilung. St. Petersburg 1842, S. 49.

15 Auguste Gérardin, Paul Gaimard, Du Choléra-Morbus en Russie, en Prusse et en Autriche pendant les années 1831 et 1832. Paris 1832.

16 Staats und gelehrte Zeitung des Hamburgischen unpartheyischen Correspondenten 5. August 1831.

17 Schiemann, a. a. O., S. 33.

18 Jeremias Rudolph Lichtenstädt, Die asiatische Cholera in Russland in den Jahren 1829 und 1830. Berlin 1831.

19 Lichtenstädt, a. a. O., S. 180 ff.

20 Lichtenstädt, a. a. O., S. 215.

21 Lichtenstädt, a. a. O., S. 44.

22 Lichtenstädt, a. a. O., S. 58.

23 Lichtenstädt, a. a. O., S. 100.

24 Lichtenstädt, a. a. O., S. 124.

25 Emil Funcke, Über das Trinkwasser und seine Bedeutung als Träger von Infectionsstoffen. Inaugural-Dissertation. Berlin 1872, S. 21.

26 Carl Zeller, Die epidemische Cholera beobachtet in Wien und Brünn im Herbste 1831. Tübingen 1832, S. 162 f.

27 Rapport, a. a. O., S. 99: »Nous pensons qu'au lieu de faire voyager cette maladie, comme on l'a exécuté sur plusieurs cartes, il était plus simple et plus vrais de signaler seulement les lieux où elle se développe, et les époques où ce développement s'est opéré«.

28 Heinrich Heine, Cholera in Paris. Augsburger Allgemeine Zeitung. 19. April 1832.

29 Ambroise Tardieu, Du choléra épidémique. Leçons professées à la Faculté de Médecine des Paris. Paris 1849, S. 72.

30 Benoît Pouget, a. a. O., S. 47 ff.

31 Carl Hergt, Geschichte der beiden Cholera-Epidemien des südlichen Frankreichs 1834 und 1838. Koblenz 1835, S. 31 ff. Carl Hergt war als Arzt an der Behandlung der Cholera im Madelaine Krankenhaus von Toulon und an anderen Orten beteiligt.

32 *Extrait d'une lettre de* M. Ch. Baudin, *commandant le vaisseau* le Triton, à M. Dupin, *sur la manière dont le choléra a sévi à bord de l'escadre française de la Méditerranée.* Comptes rendus de l'Académie des Sciences, Tome 1, 1835, S. 253; Pouget, a. a. O., S. 59. Übersetzung H.V.

33 Hergt, a. a. O., S. 34.

34 Martin Antoine Vincent, Victor Collardot, Le choléra d'après les neuf épidémies qui ont régné à Alger, depuis 1835 jusqu'en 1865. Paris 1867, S. 12.

35 Pouget, a. a. O., S. 518.

36 H. W. Bueck, Die Verbreitungsweise der epidemischen Cholera mit besonderer Beziehung auf den Streit über die Contagiosität derselben, historisch und kritisch bearbeitet. Halle 1832.

37 In meinem Text finden sich sämtliche Schreibweisen, die in Gebrauch waren: Kontagium, Kontagion, Contagium, Contagion.

38 D. Ludwig Choulant, Neue Sammlung sächsischer Medicinal-Gesetze, Leipzig 1834, Band 1.

39 Choulant, Neue Sammlung, a. a. O., S. 339.

40 Choulant, Neue Sammlung, a. a. O., S. 327 f.

41 ADB Band 50, S. 190-191. 1905 / Georg Dhom, Geschichte der Histopathologie. Band 2, S. 73. Heidelberg 2001.

42 Dr. Albert Sachs, Tagebuch über das bösartige Verhalten der Cholera in Berlin Nr. 60 vom 23. November 1831, S. 239–241 mit begründeten Zweifeln, Hegel sei an Cholera verstorben. Er fehlte in den offiziellen Sterbelisten der Cholera-Toten. Der Allgemeine Preußische Staatsanzeiger hatte am 16.11.1831 gemeldet, Hegel sei an Schlagfluss gestorben, aber drei Medizinalräte hätten sich für die Todesursache »intensivste Cholera« ausgesprochen (Barbara Dettke, Die asiatische Hydra: Die Cholera von 1830/31 in Berlin und den preußischen Provinzen Posen, Preußen und Schlesien. Berlin 1995, S. 186 / Hans Friedrich Fulda, Georg Wilhelm Friedrich Hegel. München 2003, S. 300.

43 Wormer, Eberhard J., »Pfeufer, Karl von« in: Neue Deutsche Biographie 20 (2001), S. 332 f. [Online-Version] / Josef Kerschensteiner, Das Leben und Wirken des Dr. Carl von Pfeufer weiland Kgl. Bayer. Obermedicinalrath und Professor der Klinik, sowie der speziellen Pathologie und Therapie an der Univ. zu München. Augsburg 1871.

44 Dr. Henle, Pathologische Untersuchungen. Berlin 1840 / Jakob Henle, Von den Miasmen und Kontagien und von den miasmatisch-kontagiösen Krankheiten. Einleitung von Felix Marchand, Leipzig. Klassiker der Medizin, herausgegeben von Karl Sudhoff, Leipzig 1912.

45 Henle, a.a.O., S. 13.

46 Henle, a.a.O., S. 15.

47 Helmut Veil, Geistesblitz und kühne Vermutung. Eine historische Studie zur Spekulation in den Naturwissenschaften – Ptolemäus, Cusanus, Fracastorius, Stahl, Yukawa. Frankfurt 2010, S. 61–80.

48 Henle, a.a.O., S. 50.

49 Henle, a.a.O., S. 51.

50 Carlos Spoerhase in der Frankfurter Allgemeinen Zeitung vom 6. März 2019 in einer Rezension des Buches von Alex Csiszar, »The Scientific Journal«. Authorship and the Politics of Knowledge in the Nineteenth Century. The University of Chicago Press, Chicago 2018.

51 Fr. Merkel, Jacob Henle. Ein deutsches Gelehrtenleben. Braunschweig 1891, S. 211.

52 Laura Otis, Müller's Lab, The Story of Jakob Henle, Theodor Schwann, Emile du Bois-Reymond, Hermann von Helmholtz, Rudolf Virchow, Robert Remak, Ernst Haeckel, and their brilliant, tormented advisor. Oxford, New York 2007, S. 22.

53 Johannes Müller, Handbuch der Physiologie des Menschen für Vorlesungen, 1. Band, 1. Abtheilung. Koblenz 1833.

54 Hugo von Mohl, Micrographie oder Anleitung zur Kenntniss und zum Gebrauche des Mikroskops. Tübingen 1846.

55 Meisen, Prominent Danish Scientists, pp. 120–123/A. Hannover, Bericht über die Leistungen in der skandinavischen Literatur im Gebiete der Anatomie und Physiologie in den Jahren 1841–1843. Archiv für Anatomie, Physiologie und Wissenschaftliche Medicin, S. 1 (1844).

56 Jacob Henle, De membrana pupillari aliisque oculi membranis pellucentibus. Bonn 1833 / Adolph Hannover, Entdeckung des Baues des Glaskörpers. Arch. Anat. Phys., 1845. – Berlin 1845, 8°, pp. 467–500.

57 A. Hannover, Die Chromsäure, ein vorzügliches Mittel bei mikroskopischen Untersuchungen (Archiv für Anatomie, Physiologie und Wissenschaftliche Medicin 1840, S. 549–558).

58 E. Hintzsche, Die Entwicklung der histologischen Färbetechnik aus makroskopischen Untersuchungsmethoden. Ciba Zeitschrift Februar 1943, Nr. 88, S. 3080.

59 Chr. G. Ehrenberg, Die Infusionsthierchen als vollkommene Organismen. Leipzig 1838, Tafel 39.

60 Ehrenberg, a.a.O., S. 3.

61 John Snow, On the Pathology and Mode of Communication of Cholera. The London Medical Gazette IX, 1849, S. 745.
62 J. G. Swayne; W. Budd: *An account of certain organic cells in the peculiar evacuations of cholera.* Lancet, 1849, 54:398–399. Abbildungen. Text Lancet 1849, 53, S. 368 – 371 / Frederick Brittan, Report of a Series of Microscopical Investigation on the Pathology of Cholera. London Medical Gazette 1849, vol. 44 (pp. 530–542).
63 Report of the Committee for Scientific Inquiries in relation to the cholera-epidemic of 1854. London 1855.
64 Report, a. a. O., S. 35.
65 Report, a. a. O., S. 56 ff.
66 Appendix to the report of the committee for scientific inquiries in relation to the cholera-epidemic of 1854. London 1855, S. 135–137.
67 Report, a. a. O., S. 59.
68 Report, a. a. O., S. 57.
69 »There is no sufficient ground for thinking that the lower animals are susceptible of epidemic cholera…« Report, a. a. O., S. 59.
70 Filippo Pacini, Osservazioni microscopiche e deduzioni patologiche sul cholera asiatico, *Gazzetta medica italiana*, 1854, pp. 397–401 e 405–12; und als Monografie, Florenz 1854, S. 7.
71 Pacini, a. a. O., S. 27.
72 Pacini, a. a. O., Monografie, S. 12: »Questri vibrioni avevano una lunghezza di 0,0020 a 40^{mm}, ed un diametro di 0,0005 a 7^{mm}.
73 Félix Dujardin, Histoire naturelle des zoophytes. Infusoires, comprenant la physiologie et la classification de ces animaux, et la manière de les étudier à l'aide du microscope. Paris 1841.
74 Dujardin, a. a. O., Vorwort S. VII f.
75 Dujardin, a. a. O., S. 219.
76 *Oratio de microscopii usu nullis non naturae investigatoribus summopere commendo.* Rede über das Mikroskop, dessen Gebrauch ich für wirklich alle Untersuchungen der Natur sehr empfehle. W.B.S. Boeles: *Frieslands Hoogeschool en het Rijks Athenaeum te Franeker.* A. Meijer, Leeuwarden 1889, 2. Bd., 2. Heft, S. 824.
77 P. Harting, Das Mikroskop. Theorie, Gebrauch, Geschichte und gegenwärtiger Zustand desselben. Braunschweig 1859. Holländisches Orginal 1848–1850, Vorrede.
78 E. Gerland, F. Traumüller, die Geschichte der physikalischen Experimentierkunst. Leipzig 1899, S. 272.
79 Harting, a. a. O., S. 646.
80 E. Steiner, P. Schulz, Plössl – Mikroskope – ein Vergleich mit modernen Geräten. Annalen des Naturhistorischen Museums in Wien. März 2006, S. 39–55.

81 Harting, a.a.O., S.701.
82 Theodor Schwann. Nachruf von J. Henle. Bonn 1882, S.2.
83 Theodor Schwann: Mikroskopische Untersuchungen über die Uebereinstimmung in der Struktur und dem Wachsthum der Thiere und Pflanzen. Sander, Berlin 1839. Erklärung der Kupfertafeln.
84 Dieter Gerlach, Geschichte der Mikroskopie, Frankfurt 2009, S.162.
85 Harting, a.a.O., S.707.
86 John Snow, On the pathology and mode of communication of cholera. London Medical Gazette 44 (1849), S.745–752, 923–929.
87 »It was an error to suppose that cholera was always, or even generally, associates with impurity of the air«. *The Lancet,* 7. Juli 1855, S.10–12 / Jan P. Vanderbrouke, Changing Images of John Snow in the History of epidemiology. Soz. Präventivmed. 46, S.288–293. Basel 2001.
88 Henle, Kölliker, Über die Pacini-Körperchen an den Nerven des Menschen und der Säugetiere. Zürich 1844.
89 Sulla Causa specifica del Colera asiatico, il suo processo patologico e la indicazione curativa che ne resulta: A Treatise on the specific Cause of Cholera, its Pathology and Cure. British and Foreign Medico-chirurgical Review, Volume 38, July 1866. S.167–168.
90 Pacini, Sulla Causa specifica del Colera asiatico, il suo processo patologico e la indicazione curativa che ne resulta. Firenze 1865, S.16.
91 Marcus Élieser Bloch, Abhandlung von der Erzeugung der Eingeweidewürmer und den Mitteln wider dieselben. Berlin 1782, S.35.
92 Pacini 1865, a.a.O., S.16.
93 »sono esseri viventi al pari di un fermento«. Pacini, a.a.O., S.20.
94 Meyers Konversationslexikon Band 19, Jahres-Supplement 1891–1892, S.71.
95 Arthur Parker Hitchens, Morris C. Leikind: The Introduction of Agar-Agar into Bacteriology. In: *Journal of Bacteriology.* Band 37, Nr. 5, 1939, S.485–493. PMID 16560221.
96 Ich stütze mich in der Beschreibung der Vorgänge um die Untersuchungskommissionen in Ägypten und Indien weitgehend auf die exzellente historische Analyse von Mariko Ogawa, Uneasy Bedfellows: Science and Politics in the Refutation of Koch's Bacterial Theory of Cholera. Bulletin of the History of Medicine Vol. 74, No. 4 (Winter 2000), pp.671–707.
97 »the evidence hitherto adduced does not warrant the conclusion that any of them (the bacterial organisms associate with cholera) bear a causative relation to the desease«. The Official Refutation of Dr. Robert Koch's Theory of Cholera and Commas. *Quarterly Journal of Microscopical Science* 1886, 26: S.303–316.
98 Nicati et Rietsch, Recherches sur le choléra: expériences d'inoculation. Paris 1885.

99 George H. Bornside, Jaime Ferran and preventive inoculation against cholera. Bulletin of the History of Medicine Vol 55, No. 4 (Winter 1981) pp. 516–532.
100 W. M. Haffkine, A lecture on vaccination against cholera. The British Medical Journal Dec. 21,1895, S. 1541 f.
101 Max Pettenkofer, Untersuchungen und Beobachtungen über die Verbreitungsart der Cholera nebst Beobachtungen über Maßregeln, derselben Einhalt zu thun. München 1855.
102 Pettenkofer, a.a.O., S. 38.
103 Pettenkofer, a.a.O., S. 52.
104 Pettenkofer, a.a.O., S. 55
105 Pettenkofer, a.a.O., S. 61.
106 Pettenkofer, a.a.O., ab S. 50.
107 Peter Münch, Stadthygiene im 19. und 20. Jahrhundert. Die Wasserversorgung, Abwasser- und Abfallbeseitigung unter besonderer Berücksichtigung Münchens. Göttingen 1993, S. 124.
108 Münch, a.a.O., S. 131.
109 Pettenkofer, a.a.O., S. 54.
110 M. Niedermayer, Oberflächengestalt und Untergrundverhältnisse. In: Festschrift der 27. Versammlung des Deutschen Vereins für öffentliche Gesundheitspflege gewidmet von der Stadt München 1902, S. 6 f.
111 H. Buchner, Die Assanierung Münchens . Festschrift, a.a.O., S. 10 f.
112 Medizinische Topographie und Ethnographie der k. Haupt- und Residenzstadt München. Herausgegeben von einer Commission des ärztlichen Vereins in München. München 1862, S. 100.
113 Medizinische Topographie, a.a.O., Die Lage Münchens, S. 94 f.
114 Medizinische Topographie, a.a.O., Die Lage Münchens, S. 69 f.
115 Th., J., »Thiersch, Karl« in: Allgemeine Deutsche Biographie 55 (1910), S. 255-263 [Online-Version] / Infectionsversuche an Thieren mit dem Inhalt des Choleradarmes. München 1856 / August Gaffky, Robert Koch, Bericht über die Thätigkeit der zur Erforschung der Cholera im Jahre 1883 in Egypten und Indien entsandten Kommission. Berlin 1887, S. 173.
116 Pettenkofer, a.a.O., S. 22.
117 Pettenkofer, a.a.O., S. 250.
118 Pettenkofer, a.a.O., S. 81 f.
119 Pettenkofer, a.a.O., S. 266.
120 Pettenkofer, a.a.O., S. 249.
121 Pettenkofer, a.a.O., S. 247
122 Pettenkofer, Was man gegen die Cholera thun kann: Ansprache an das Publikum. Im Auftrage des Gesundheitsrathes der k. Haupt- und Resi-

denzstadt München verfasst von Max von Pettenkofer. München 1873, S. 14.

123 Emil Funcke, Über das Trinkwasser und seine Bedeutung als Träger von Infectionsstoffen. Inaugural- Dissertation Berlin 1872, S. 22.

124 H. Fangerau, M. Martin, Medizin und Statistik: Einblicke in die Geschichte einer schwierigen Beziehung. PDF online.

125 Emil Isensee, Die Geschichte der Medicin. Zweiter Theil, sechstes Buch. Berlin 1845, S. 1480.

126 Jacob Henle, Handbuch der rationellen Pathologie. Zweite unveränderte Auflage. Braunschweig 1846. Band 1, S. 17.

127 Richard J. Evans, Tod in Hamburg. Stadt, Gesellschaft und Politik in den Cholera-Jahren 1830–1910. Hamburg 1996.

128 Wolf Lepenies, Gefährliche Wahlverwandtschaften. Essays zur Wissenschaftsgeschichte. Stuttgart 1989, S. 52 f.

129 Evans a. a. O., S. 621.

130 Evans, a. a. O., S. 618.

131 Engel in der Zeitschrift des statistischen Bureaus. Berlin 1869. Zitiert nach: Emil Funcke, Über das Trinkwasser und seine Bedeutung als Träger von Infectionsstoffen. Inaugural-Dissertation. Berlin 1872, S. 21.

Der Autor

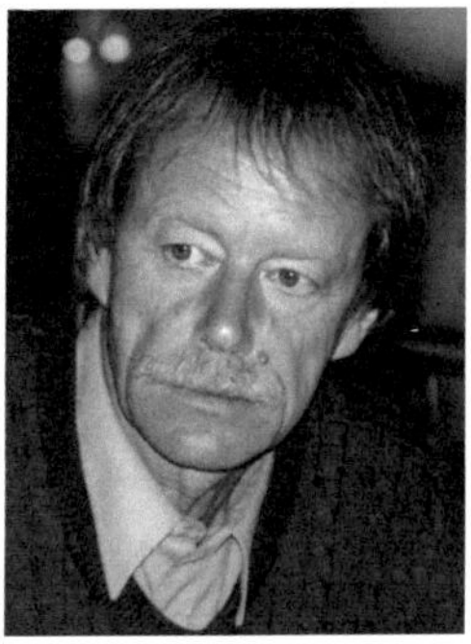

Helmut Veil, geb. 1943, war Allgemeinarzt in Frankfurt am Main und beschäftigt sich seit Jahrzehnten mit der Geschichte der Naturwissenschaften. Er untersucht die kulturellen und ideellen Voraussetzungen epochaler Gärungsprozesse der Naturerkenntnis, in denen sich festgefügte Erklärungsmuster zersetzen und neue noch nicht etabliert haben.

Bisher erschienen

Von der Meteorologie der Sphären zum irdischen Vakuum. Wissenschaft und Religion im Barock. Ein intellektuelles Milieu – wiederbelebt aus Erasmus Franciscis Diskurs über die Luft · 2009 · ISBN 978-3-934157-99-6 · Hardcover · 384 Seiten · 51 Abbildungen · 42,– Euro · E-Book (PDF) 28,80 Euro

Geistesblitz und kühne Vermutung. Eine historische Studie zur Spekulation in den Naturwissenschaften – Ptolemäus, Cusanus, Fracastorius, Stahl, Yukawa · 2010 · ISBN 978-3-941743-08-3 · Broschur · 120 Seiten, 18 Abbildungen · 19,80 Euro · E-Book (PDF) 13,80 Euro

Mitten im Umsturz Europas. Der Geologe und Revolutionär Faujas de Saint-Fond (1741 bis 1819) · 2012 · ISBN 978-3-941743-27-4 · Broschur · 244 Seiten · 25 Abbildungen · 24,80 Euro · E-Book (PDF) 16,80 Euro

Aeronautiker zwischen Ballon und Vogelflug. Szenen aus der Kulturgeschichte des Fliegens · 2014 · ISBN 978-3-941743-41-0 · Hardcover · 156 Seiten · 43 Abbildungen · 24,80 Euro · E-Book (PDF) 16,80 Euro

Praktiker neuzeitlicher Wissenschaften im Mittelalter. Navigatoren, Rechenmeister, Ärzte, Falkner, Künstler · 2015 · ISBN 978-3-941743-51-9 · Broschur · 132 Seiten, 37 Abbildungen · 24,80 Euro · E-Book (PDF) 16,80 Euro

Totenkopf und Schwefelblüte. Die Spur der Schwefelsäure in der Chemie des Handwerks 1500 bis 1800 · 2016 · ISBN 978-3-941743-63-2 · Broschur · 136 Seiten, 34 Abbildungen, davon 16 farbig · 24,80 Euro · E-Book (PDF) 16,80 Euro

Eis und Feuer. Geologie wird Wissenschaft inmitten der Kriege Napoleons · 2017 · ISBN 978-3-941743-73-1 · Broschur · 168 Seiten · 34 Abbildungen, davon acht farbig · 24,80 Euro · E-Book (PDF) 16,80

Elektrisches Feuer 1746. Ein bizarrer Streit um Wissenschaft und Öffentlichkeit in Leipzig · 2019 · ISBN 978-3-941743-77-9 · Broschur · 136 Seiten · 14 Abbildungen, davon acht farbig · 18,00 Euro · E-Book (PDF) 13,00